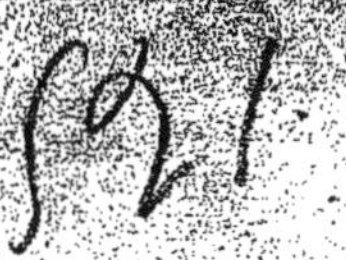

CARDIOPATHIES VALVULAIRES ET NÉVROSES

(ÉTUDE CLINIQUE)

PAR

M. Alejandro Sanmiguel MELO

Docteur en médecine de la Faculté de Quito et de la Faculté de Paris

PARIS

G. STEINHEIL, ÉDITEUR

2, RUE CASIMIR-DELAVIGNE, 2

—

1896

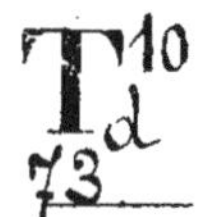

CARDIOPATHIES VALVULAIRES ET NÉVROSES

(ÉTUDE CLINIQUE)

IMPRIMERIE LEMALE ET Cie, HAVRE

CARDIOPATHIES VALVULAIRES ET NÉVROSES

(ÉTUDE CLINIQUE)

PAR

M. Alejandro Sanmiguel MELO

Docteur en médecine de la Faculté de Quito et de la Faculté de Paris

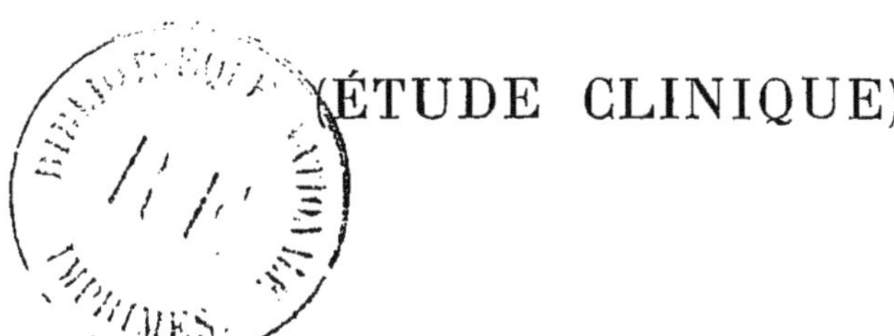

PARIS

G. STEINHEIL, ÉDITEUR

2, RUE CASIMIR-DELAVIGNE, 2

1896

A LA MÉMOIRE DE MON PÈRE ET DE MA MÈRE

A LA MÉMOIRE DE MON ONCLE

LE DOCTEUR VICENTE MELO

A MON FRÈRE, A MES SŒURS

A MES PARENTS

A MES CONDISCIPLES

A MES AMIS

A MON PRÉSIDENT DE THÈSE

M. LE PROFESSEUR POTAIN

Membre de l'Institut
Commandeur de la Légion d'honneur

A MES MAÎTRES DE LA FACULTÉ DE MÉDECINE DE L'UNIVERSITÉ CENTRALE DE L'ÉQUATEUR

CARDIOPATHIES VALVULAIRES ET NÉVROSES

(ÉTUDE CLINIQUE)

AVANT-PROPOS

L'apparition des manifestations nerveuses au cours des cardiopathies est chose relativement fréquente ; les lésions du cœur mettent en effet en jeu, et plus souvent qu'on ne le suppose, les sympathies neuropathiques.

Le système nerveux traduit ses souffrances par des troubles variés qui se peuvent rencontrer dès le début, au cours ou à la fin de la maladie de cœur. Le plus souvent, à vrai dire, ils ne paraissent pas dépasser en importance la plupart des symptômes qui relèvent de la maladie du cœur ; parfois même ils passent inaperçus, en raison de leur peu d'intensité, ou restent méconnus de ce fait qu'ils sont mal interprétés.

Dans certaines circonstances au contraire ils prennent une importance grande, aggravent en apparence le pronostic immédiat ou éloigné de la maladie du cœur, revêtent une allure toute particulière qui peut rendre leur diagnostic difficile, ou se présentent avec un ensemble symptomatique tel qu'il convient de les ranger dans les diverses névroses (hystérie, neurasthénie, épilepsie, etc.).

Ces manifestations nerveuses sont en effet des plus variables, elles s'accusent par des troubles intellectuels ou moraux, par des modifications plus ou moins complètes, plus ou moins tenaces de la sensibilité et de la motricité.

Un certain nombre de travaux se sont efforcés d'élucider les rapports de causalité qui pouvaient exister entre ces troubles nerveux et les maladies du cœur ; actuellement encore la pathogénie de ces accidents est trop diversement appréciée pour qu'il soit possible de considérer les hypothèses actuelles comme suffisamment démontrées.

Tout le monde toutefois semble s'accorder à reconnaître, en raison même de la fréquence de ces associations cardio-neuropathiques, qu'il y a là plus qu'une coïncidence, et qu'il convient d'établir une relation de cause à effet variable sans doute entre les lésions cardiaques et les troubles nerveux purement fonctionnels.

Nous inspirant des travaux antérieurs, et tout particulièrement des leçons cliniques dans lesquelles le professeur Potain s'est attaché à mettre en lumière les neuropathies cardiaques, nous avons pensé qu'il pouvait y avoir un certain intérêt à rechercher si le cœur, au même titre que différents viscères, foie, rein, estomac, était capable de déterminer à lui seul des troubles nerveux.

La question est assurément complexe; il semble en effet que les conditions dans lesquelles les troubles nerveux se développent au cours des cardiopathies soient essentiellement multiples. Peut-être dans nombre de cas ne faut-il considérer la maladie de cœur que comme un agent provocateur de plus, exagérant un état nerveux dont la cause déterminante est l'hérédité?

Quoi qu'il en soit, l'étude méritait d'être entreprise, tant au point de vue clinique qu'au point de vue étiologique, à une époque où augmentent de jour en jour les agents provocateurs des névroses, où se pose à côté des névroses toxiques infectieuses, ou simplement héréditaires le problème des névroses viscérales.

Éliminant de ce travail toute la série des troubles nerveux qui reconnaissent pour cause une lésion manifeste des centres nerveux, hémorrhagie ou embolie cérébrales, toute la série de petits accidents nerveux cardiaques qui ne sont que la conséquence forcée de troubles cardio-vasculaires, nous envisagerons les manifestations névropathiques appartenant à l'hystérie, à la neurasthénie, à l'épilepsie, à la folie.

Notre but est surtout de faire une étude d'ensemble de ces différentes névroses, basée sur un certain nombre d'observations cliniques.

Notre travail est ainsi divisé :

Dans un premier chapitre, les divers travaux qui ont à des points de vue divers étudié les névroses cardiaques sont énumérés.

Le deuxième renferme l'ensemble des observations prises dans les auteurs ou recueillies dans les services hospitalier. Il comprend trois paragraphes : 1° névroses et maladies mitrales ; 2° névroses et maladies aortiques ; 3° névroses et maladies complexes du cœur.

Le troisième est consacré à l'étude clinique de ces diverses névroses. Le quatrième a trait à l'étude étiologique et pathogénique.

Le diagnostic, le pronostic et le traitement sont l'objet d'un cinquième et dernier chapitre.

Avant d'aborder ce travail, nous avons à cœur de remercier nos maîtres dans les hôpitaux, et parmi eux M. Reclus, de l'accueil si bienveillant qu'ils nous ont accordé, des conseils si éclairés qu'ils n'ont cessé de nous prodiguer durant nos études.

Que M. le professeur Potain, dont nous avons suivi plusieurs années les savantes leçons, daigne agréer l'hommage de notre vive gratitude. En acceptant de présider cette thèse, dont il a bien voulu nous inspirer le sujet, il nfaniuo st u honneur dont nous sentons tout le prix.

Que M. le Dr Teissier, chef de clinique médicale, veuille bien accepter l'expression de notre reconnaissance, pour les conseils qu'il nous a donnés dans l'exécution de ce travail.

CHAPITRE PREMIER

Historique.

Avant de tenter l'étude clinique des névroses survenant au cours des cardiopathies valvulaires, il convient
de montrer dans un court aperçu historique quels sont
les auteurs qui se sont occupés surtout de cette question, et de citer les travaux les plus importants publiés
jusqu'à ce jour.

L'histoire des névropathies cardiaques est de date
relativement récente. On connaît sans doute depuis
longtemps les manifestations nerveuses qui peuvent
survenir dans les maladies du cœur, l'anxiété nerveuse,
les vertiges, l'angoisse respiratoire sont classiques ;
mais ce n'est que dans ces dernières années qu'on a été
conduit à expliquer, à grouper sous le nom d'hystérie,
de neurasthénie ou d'épilepsie, les troubles purement
dynamiques non catégorisés jusque-là.

C'est plus particulièrement par les troubles psychiques
que cette étude a commencé et il est facile de retrouver
au début du siècle, des auteurs qui se sont plus particulièrement occupés de la vésanie, de la folie cardiaque.

C'est ainsi que Corvisart avait déjà noté, comme le
montre le professeur Potain, l'anxiété vésanique, la

tendance au suicide de certains de ces malades atteints de cardiopathie valvulaire, que Nasse, en 1818, admet que les maladies du cœur peuvent amener la folie. Cet auteur rapporte entre autres, l'observation d'un malade qui présentait, selon l'état de calme ou d'accélération de son pouls, un état psychique raisonnable ou délirant, de telle sorte que mélancolique, alors que son artère radiale battait 50 fois, il devenait maniaque lorsqu'elle battait 80 fois (Potain).

En 1868, M. Raynaud signale un cas de lypémanie avec aggravation ou amendement des symptômes selon l'aggravation ou l'amélioration des accidents asystoliques.

Mais c'est surtout au professeur Ball et à son élève Fauconneau que revient le mérite d'avoir tenté une étude complète de la folie cardiaque et d'avoir fixé d'une façon précise la symptomatologie plus particulière de ces manifestations vésaniques.

Plus près de nous, le professeur Peter, le professeur Potain, le Dr Hirtz et son élève d'Astros, Huchard ont rapporté des faits de mélancolie, d'hypochondrie, d'hallucinations. d'idées de persécution auxquelles pouvaient prédisposer les lésions orificielles et plus particulièrement les lésions mitrales.

A côté des travaux sur la folie cardiaque, se place bientôt l'étude de l'épilepsie cardiaque fixée surtout par un mémoire de Lemoine paru dans la *Revue de médecine,* en l'année 1887. Ce mémoire, basé sur une série d'observations probantes, montre les relations qui peuvent exister parfois entre les cardiopathies et l'épilepsie. Il établit ainsi que de véritables attaques convulsives peuvent survenir au cours des maladies diverses du cœur, agrandissant ainsi une fois de plus le cadre de l'épilepsie dite essentielle.

Le travail de Lemoine fut prédédé d'une étude de Gowers, qui date de 1883, dans laquelle l'auteur, esquissant la physiologie pathologique de l'épilepsie cardiaque, remarque que les convulsions attendent en général pour se manifester les périodes terminales de l'affection cardiaque lorsque les signes d'asystolie sont prononcés.

En ce qui regarde l'hystérie, les observations sont encore plus récentes, et si l'on en peut rencontrer en cherchant quelques faits épars, il faut arriver aux mémoires d'Armaingaud, de Giraudeau, aux leçons du professeur Potain, à la thèse de Huc, pour trouver les premières relations d'ensemble de l'hystérie cardiaque.

Cela tient sans doute à ce que la grande hystérie est rare, et que les manifestations que l'on rencontre en général au cours des cardiopathies sont plus larvées, caractérisant ce qu'on appelle la petite hystérie.

Nous verrons plus loin qu'il convient de distinguer parmi ces faits deux cas, l'un relativement fréquent, où il s'agit d'hystérie latente, réveillée par la maladie de cœur, l'autre plus rare mais dont l'existence ne peut être mise en doute, où il s'agit d'hystérie cardiaque de la nature de ces hystéries viscérales sur lesquelles le professeur Potain a appelé le premier l'attention.

Le mémoire d'Armaingaud date de 1878. Le travail si intéressant de M. Giraudeau est de 1889. Plus récemment et dans une leçon clinique qui a paru dans la *Semaine médicale*, en 1895, M. Giraudeau est revenu sur cette question et a apporté de nouveaux faits. Ces faits ont trait aussi bien aux lésions aortiques qu'aux lésions mitrales, mais plus fréquemment à ces dernières.

Le D^r d'Astros est revenu sur les troubles nerveux hystériformes consécutifs aux lésions aortiques. Le Dr Albot, Mlle A. Tikomiroff, ont plus spécialement étudié les angines de poitrine hystériques dans le cours des maladies du cœur.

La neurasthénie cardiaque semble être restée dans l'ombre. Sans doute bien des troubles décrits sous le nom plus vague de nervosisme reviennent de fait à la neurasthénie mal connue, mal dessinée dans ses contours avant le travail de Béard. C'est ainsi que cette anxiété nerveuse, que l'angoisse respiratoire que nous rappelions tout à l'heure est de souche neurasthénique. Aucun travail d'ensemble n'a paru toutefois à ce sujet, et nous n'avons pu trouver que quelques rares observations à placer à côté de celles inédites, que nous avons pu recueillir nous-même.

Et cependant, contrairement à l'hystérie, c'est aux troubles viscéraux que l'on a eu recours tout d'abord pour interpréter les phénomènes neurasthéniques, et peut-être eût-on pu faire une place à côté des neurasthénies d'origine gastrique ou intestinale à la neurasthénie cardiaque. La question de la neurasthénie cardiaque pouvait, en effet, logiquement se poser à côté de la folie cardiaque, bien qu'à un échelon moindre de gravité.

CHAPITRE II

Ce chapitre comprend l'exposé des documents relatifs aux névropathies cardiaques. De ces documents, les uns ont été trouvés dans différents recueils, les autres nous ont été communiqués ou ont été recueillis par nous. Nous nous sommes attaché surtout à choisir parmi les observations déjà connues, celles qui nous ont paru les plus marquantes, laissant d'autre part une place importante à toutes les observations encore inédites.

Pour introduire un peu d'ordre dans cet exposé nous avons cru qu'il convenait de classer les faits d'après la nature des lésions valvulaires, non que nous prétendions par là établir un rapport de causalité plus étroit entre le siège de la lésion et la variété de la fréquence de la névropathie qui l'accompagnait, mais à seule fin de pouvoir les grouper pour la facilité de la lecture.

Comme le titre de notre travail l'indique, nous avons eu en vue simplement l'étude de névropathies au cours des cardiopathies valvulaires, laissant de côté toutes les autres affections qui intéressent d'une façon chronique le myocarde ou le péricarde. Sont-elles aussi susceptibles d'influencer le développement des névroses? Le fait est possible, mais quoi qu'il en soit nous n'avons pu en trouver une seule observation.

Nous avons accordé toutefois une place en tête de ce exposé aux deux observations de folie cardiaque rapportées par Fauconneau, d'après Saucerotte, et qui ont trait à des troubles psychiques survenus chez un homme et une femme âgés, atteints tous deux de lésions organiques mentionnées sous la seule étiquette de lésion organique du cœur.

Il semble que l'on doive faire toutes réserves sur la valeur de ces observations au point de vue qui nous intéresse. Peut-être s'agit-il, dans ces deux cas, d'hypertrophie brightique.

Observation I (résumée), rapportée par Fauconneau,
d'après Saucerotte.

Diagnostic: Lésion organique du cœur. Troubles psychiques.

M..., officier retraité, 58 ans, succombe à une anasarque consécutive à une lésion organique du cœur, révélée depuis longtemps par une hypertrophie et une dilatation des ventricules. A plusieurs reprises, aggravation de la maladie du cœur, et deux ou trois ans avant sa mort, dérangement des facultés mentales, en même temps que crises de palpitations et de dyspnée. Très religieux, il avait appris, disait-il, par des révélations, des choses intéressant la prospérité de la France — d'où mémoires, pétition, réflexions incohérentes, etc. Un jour il eut une vision.

Observation II, rapportée par Fauconneau. Thèse Paris, 1890,
d'après Saucerotte.

Diagnostic: Hypertrophie du cœur. Nervosisme.

Femme veuve, âgée de 80 ans, présentant une hypertrophie

considérable du ventricule gauche datant de 20 ans. Dérangement intermittent des facultés mentales. Depuis l'aggravation de la maladie du cœur, caractère devenu très irritable, humeur sombre. Elle est sujette à des terreurs continuelles, montre une défiance inaccoutumée envers ceux qui l'entourent; se croit menacée par des voleurs, a des hallucinations nocturnes.

Elle a renvoyé une excellente domestique sous prétexte qu'elle pouvait l'empoisonner.

§ 1. — Maladies mitrales et névroses.

Ce paragraphe renferme les observations les plus nombreuses et les plus variées. C'est, en effet, au cours des affections mitrales que les troubles nerveux organiques paraissent les plus fréquents ou ont été tout au moins les plus étudiés, et parmi les affections mitrales, c'est le rétrécissement mitral, dénommé à tort rétrécissement congénital, qui présente les rapports de causalité les plus étroits, pour des raisons multiples qu'il conviendra de développer plus loin.

a) RÉTRÉCISSEMENT MITRAL. — Les faits suivants, rapportés par Giraudeau, ont trait à des accidents hystériques survenus, au cours d'une sténose mitrale, chez deux jeunes gens indemnes de tare nerveuse héréditaire.

OBSERVATION III, rapportée par GIRAUDEAU.

Hystérie. Rétrécissement mitral.

R..., 25 ans, bijoutier, entre à la salle Bazin, lit n° 14, le 18 août 1890.

Aucun antécédent héréditaire, aucun antécédent personnel.

A l'âge de 17 ans, il a éprouvé subitement des picotements, des élancements dans la région précordiale. Il a éprouvé à la même époque des palpitations, mais peu fortes, des étourdissements et de la bouffissure des paupières. Entré à l'hôpital Tenon, il a été traité pour une péricardite (?) au moyen de pointes de feu, de vésicatoires et de cautères. (Le malade porte en effet deux cicatrices de cautère dans la région de la pointe.)

Il a été réformé pour rétrécissement mitral ; depuis cette époque, il est entré plusieurs fois à l'hôpital pour son affection cardiaque ; il y entre aujourd'hui pour le même motif, se plaignant de palpitations et d'essoufflement et de picotements dans la région précordiale. Sa face est légèrement bouffie, mais il n'existe pas d'œdème des paupières. Le malade a rendu dans les vingt-quatre heures près de deux litres d'urine pâle non albumineuse.

Le pouls est petit, dépressible, sa fréquence est normale. A l'auscultation du cœur on entend *un roulement présystolique* suivi d'*un dédoublement du second bruit*. Le diagnostic de rétrécissement s'impose.

Dans les deux poumons il existe des râles sibilants et ronflants disséminés, de temps à autre le malade est pris de quintes de toux s'accompagnant d'une expectoration peu abondante, mousseuse.

Du côté droit on constate une *hémianesthésie* méconnue par le malade et portant à la fois sur la sensibilité générale et la sensibilité des organes des sens.

Au bout d'une huitaine de jours le malade, se sentant mieux, demande à aller à Vincennes.

Il s'agit dans ce cas de l'existence de stigmates hystériques caractérisés par des troubles de sensibilité, existant méconnus du malade, qui n'a eu aucune crise convulsive, et est porteur d'une lésion mitrale remontant aux premières années de son existence.

OBSERVATION IV, rapportée par GIRAUDEAU.

Rétrécissement mitral. Hystérie.

M..., 29 ans, entre à l'hôpital Saint-Antoine, au mois de septembre 1883, dans le service de M. Hallopeau.

Cet homme se plaint de palpitations, de gêne de la respiration, surtout accentuées après le repas.

A première vue on ne lui donnerait pas son âge, sa taille est élancée, mais sa poitrine est mal développée et son sternum présente, au niveau de la partie moyenne, une courbure à concavité antérieure assez prononcée.

La peau est blanche, fine, presque complètement dépourvue de poils. C'est à peine si, au niveau des lèvres, des aisselles et du pubis, on constate l'existence de quelques poils longs et soyeux.

Il présente un aspect féminin qui frappe au premier abord; son langage, ses manières sont affectés, et il répond avec exubérance aux questions qu'on lui pose.

Il n'a fait aucune maladie aiguë, sauf les oreillons à l'âge de 12 ans. Depuis l'âge de 15 ans, il s'essouffle facilement. Employé à faire des courses, il a été obligé de cesser ce genre de travail qui le fatiguait trop, et il s'est mis à apprendre un métier plus sédentaire.

Il a été réformé pour une maladie du cœur; c'est la première fois qu'on a prononcé devant lui le nom de l'affection dont il est atteint. A partir de ce moment, il s'inquiéta de sa santé plus qu'il ne l'avait fait jusqu'à ce jour, et va consulter divers médecins qui, tous, lui prescrivent invariablement de la digitale ou du bromure de potassium sans que le malade en éprouvât d'ailleurs de bénéfice réel. En 1880, il eut une hémoptysie assez abondante accompagnée de palpitations qui durèrent une quinzaine de jours et l'obligèrent à interrompre son travail.

En 1881, soupçonné de vol, il fut pris d'une crise de nerfs qui dura près d'une heure. En 1882, entré à l'hôpital Saint-

Louis pour la gale, il se bat avec un de ses voisins de lit et est mis à la porte de l'hôpital séance tenante. Le soir même, il est pris d'une attaque de nerfs au milieu de la rue et transporté d'office à l'Hôtel-Dieu où l'on constate pour la première fois que la sensibilité est abolie du côté gauche. Renvoyé sur sa demande, au bout de 48 heures, il reprend sa profession de bijoutier et l'exerce jusqu'au 15 août de 1883. Ce jour-là il danse une partie de la journée et de la nuit, et, le lendemain, il est pris de palpitations, d'essoufflement qui rendent tout travail impossible et qui l'obligent à passer plusieurs nuit hors de son lit. Peu à peu, cependant, le calme se rétablit assez pour lui permettre de recommencer à travailler.

Quand on l'examine, on constate, en effet, que les battements du cœur sont précipités (90 par minute) et irréguliers de temps à autre. Le pouls est petit, dépressible, et semble plus irrégulier que l'auscultation du cœur ne le faisait supposer. Il est probable que certaines systoles cardiaques chassent trop peu de sang dans les artères pour que le soulèvement de l'artère radiale par l'ondée sanguine soit perceptible au doigt. Cette hypothèse est d'autant plus admissible que la trace sphygmographique ne reproduit pas toutes ses irrégularités, mais en revanche, il montre bien le peu d'amplitude des pulsations artérielles. Au niveau de la région précordiale, on constate que la pointe du cœur bat à sa place normale, mais, au-dessus de la pointe, il existe un *frémissement cataire* précédant le choc du cœur contre la paroi thoracique (ce frémissement devint beaucoup plus prononcé les jours suivants). Enfin, à l'auscultation, on note un *roulement présystolique* accompagné de *dédoublement du deuxième bruit*, mais celui-ci n'était perçu que de temps à autre.

Les poumons ne présentaient rien de particulier, si ce n'est quelques râles sibilants et ronflants perçus des deux côtés de la poitrine en arrière et expliquant l'expectoration mousseuse et blanchâtre peu abondante, d'ailleurs rejetée par le malade.

L'hémianesthésie dont le malade nous avait parlé au cours

de notre interrogatoire existe bien réellement, elle porte à la fois sur la sensibilité générale et sur les organes des sens ; l'anesthésie pharyngée est complète. En revanche, il existait une hyperesthésie extrême au niveau du testicule gauche. La moindre pression exercée à son niveau réveillait une douleur très vive, s'irradiant à tout le cordon. En vue de diminuer les chances de froissement, le malade nous a dit avoir l'habitude de porter un suspensoir.

Au bout de huit jours de séjour à l'hôpital, le malade, se sentant mieux, a demandé son exeat. A ce moment, les signes physiques au niveau du cœur étaient à peu près les mêmes et l'hémianesthésie persistait.

Cette observation est intéressante à plus d'un titre. Il s'agit d'un jeune homme, qui sans être un nerveux héréditaire est un débile congénital, un infantile et dont le défaut de développement, comme le dit Giraudeau, peut très bien exister pour le système nerveux comme pour les autres organes.

L'hystérie sensitivo-motrice que ce malade a présentée est postérieure à l'apparition des symptômes cliniques de la sténose mitrale, avec l'évolution de laquelle elle paraît en rapport étroit. Il est difficile en effet de faire jouer un rôle étiologique quelconque à la seule maladie infectieuse aiguë que le malade a contractée, vers l'âge de 12 ans, à savoir les oreillons.

L'observation suivante, due au même auteur, entraîne les mêmes considérations.

OBSERVATION V, rapportée par GIRAUDEAU.

Rétrécissement mitral. Hystérie.

Jeune homme de 24 ans, sans maladies aiguës antérieures, se

plaignait de poussées congestives au niveau de la tête survenant principalement à la suite des repas. Depuis une huitaine de jours, à diverses reprises, il avait été pris d'épistaxis abondantes. L'examen de divers organes autres que le cœur ne permet de constater rien d'anormal, mais, au niveau de la région précordiale, au voisinage de la pointe, il existait un *roulement présystolique*, sans dédoublement ni frémissement cataire.

M. le professeur Damaschino, qui voit le malade une semaine environ après moi, formula également le diagnostic de *rétrécissement mitral*. A quelque temps de là, en effet, ce jeune homme me confia qu'il était allé le consulter, et me montra l'ordonnance qui lui avait été remise. Celle-ci portait en tête le diagnostic écrit en abrégé de la façon suivante : *R. Mitral*.

Indépendamment de cette lésion cardiaque, il existait une zone d'hémianesthésie localisée au membre supérieur droit et au membre inférieur du même côté. La sensibilité de la moitié droite de l'abdomen était moins nette que celle du côté gauche, mais au niveau du thorax et de la face, on ne constata aucune différence entre la sensibilité cutanée des deux moitiés du corps.

Il est intéressant enfin de signaler que la taille de ce jeune homme était au-dessous de la moyenne ; il mesurait en effet 1 m. 50 et n'avait pu faire son volontariat pour cette raison.

Je l'ai suivi pendant un an, et au bout de ce temps les signes d'auscultation et les troubles de la sensibilité étaient les mêmes que lorsque je le vis pour la première fois. Je ne l'ai pas revu depuis neuf mois environ.

OBSERVATION VI (résumée), d'après GIRAUDEAU.

Rétrécissement mitral. Hystérie.

En juillet 1888, appelé auprès d'un étudiant en médecine qui venait d'être subitement pris d'accidents convulsifs. Refusé à un examen dans la journée il était rentré chez lui, avait été pris d'une sensation de suffocation, s'était mis à sangloter, puis avait fini par se rouler par terre en poussant des cris. Une pression un peu forte, exercée au niveau de l'hypochondre gauche, arrêta cette crise hystéro-épileptique. A la suite de cette crise, aphasie passagère, hémianesthésie gauche complète. Ce mutisme persista durant toute la nuit; le lendemain matin, émission de quelques sons. Le soir, disparition de tous les accidents, sauf l'hémianesthésie qui persiste.

Au dire du malade, cette hémianesthésie existait depuis trois mois. Depuis quelque temps, d'autre part, il se plaignait de palpitations, d'essoufflement et, à deux reprises différentes, il avait expectoré quelques crachats sanglants. Il se fit ausculter — on lui dit ne rien constater au cœur ni aux poumons; mais, préoccupé, il se procura un stéthoscope flexible et se mit en devoir de s'ausculter. Il crut alors entendre un bruit de souffle, et presque immédiatement il fut pris d'une crise hystérique qui dura une demi-heure environ. Lorsqu'il revint à lui il éprouva pendant plusieurs heures de l'engourdissement de tout le côté gauche, et fut très étonné de constater que la sensibilité à la douleur était abolie de ce côté. A partir de ce jour l'hémianesthésie persista.

Or le cœur présentait le rythme mitral complet.

Ce jeune homme n'ayant eu aucun accident morbide qu'une coqueluche dans l'enfance, le Dr Giraudeau pensa avoir affaire à un cas de rétrécissement mitral congénital. C'était d'ailleurs un garçon petit, malingre, à poitrine étroite et d'une intelligence peu développée.

Au mois de novembre, à la suite d'un examen également, il fut pris de rétention d'urine, qui cessa du reste rapidement sous l'influence d'un bain chaud. Quant aux accidents convulsifs, ils ne reparurent plus.

Devenu morphinomane, ce jeune homme a succombé subitement en 1890.

Dans ce cas, le développement des accidents nerveux de nature hystéro-épileptique a été favorisé par l'émotion morale vive que le malade a ressentie lorsqu'il a découvert sa lésion cardiaque. Il y a là une condition pathogénique spéciale dont il convient de tenir compte, alors même que l'on suppose que l'hérédité ait joué un rôle primordial.

Les observations suivantes, recueillies dans le service du professeur Potain, ou communiquépaɹ seɟə Dʳ Teissier, sont du même genre.

OBSERVATION VII, recueillie dans le service du professeur
POTAIN.

Diagnostic. Rétrécissement mitral. Névropathie hystérique.

J..., 23 ans, femme de chambre. Entre salle Sainte-Anne, hôpital de la Charité, le 7 mars 1888.

Antécédents héréditaires. — Rien à signaler.

Antécédents personnels. — Toujours bien portante jusqu'à 23 ans. Aucune maladie grave. Réglée à 13 ans.

Depuis l'âge de 23 ans, à la suite de contrariétés, crises de nerfs, précédées de sensation de boule, de vertiges, suivie de chute et de vomissements.

Depuis cette époque jusqu'à un an, elle a eu deux ou trois crises analogues ; ses règles sont devenues irrégulières. Elle éprouve des phénomènes gastriques caractérisés surtout par de la dyspepsie douloureuse.

A son entrée à l'hôpital, on constate au niveau du cœur l'existence du rythme mitral complet.

Depuis son entrée elle a eu trois crises nerveuses analogues à celles qu'elle a déjà présentées.

OBSERVATION VIII (personnelle, résumée,) recueillie dans le service du professeur POTAIN.

Rétrécissement mitral. Hystérie.

Y..., âgée de 30 ans, couchée au n° 7 de la salle Piorry.

Antécédents héréditaires. — Père mort du choléra. Mère vit, bronchitique, très nerveuse.

Trois frères morts en bas âge, — croup.

Antécédents personnels. — N'aurait pas eu de maladies durant son enfance. A l'âge de 15 ans, règles, mais irrégulières jusqu'à 19 ans. Toujours elle a été d'un caractère nerveux et irritable.

Il y a sept ans, grossesse et accouchement normal. Mais cinq semaines avant l'accouchement elle est prise d'un étourdissement avec fortes palpitations, et céphalée en même temps que sensation d'étouffement.

A la suite de cette crise, qui eut lieu sans perte de connaissance, elle éprouva un grand vide cérébral.

Elle eut aussi quatre crises analogues qui paraissent avoir été précédées de sensation de boule hystérique.

Il y a trois ans, aurait subi à l'hôpital Tenon l'opération de l'ovariotomie.

Depuis trois ans, toux, amaigrissement.

Entrée le 1ᵉʳ mai dans le service du professeur Potain, pour dyspnée d'effort et palpitations.

Le surlendemain de son entrée, crise nerveuse absolument hystérique.

Pouls petit, irrégulier 88. P. A. 14. Cœur : rythme mitral caractéristique.

Poumons : induration très nette du sommet droit.

Observation IX, empruntée au Dʳ Teissier, chef de clinique.

Diagnostic : Rétrécissement mitral pur ; signes de tuberculose ancienne, améliorée dans ces derniers temps. Hystérie.

Berthe M..., 31 ans, 1891.

Pas d'antécédents héréditaires.

Antécédents personnels. — Santé très délicate dans son enfance. Réglée à 13 ans, mais mal ; leucorrhée. Il y a dix ans, soignée chez M. Ollivier pour tuberculose pulmonaire. Il y a un an, pour la première fois, palpitations, dyspnée.

Crises nerveuses depuis ; impressionnabilité excessive.

On note que les bronchites, autrefois fréquentes, ont diminué, disparu depuis février ; à l'époque où les signes cardiaques ont débuté. L'amaigrissement, assez notable, a aussi disparu. Sueurs nocturnes.

Cœur : Rythme mitral.

Poumons : Sommet gauche, douleur à la percussion en arrière, diminution du murmure vésiculaire, expiration prolongée, craquements. Sommet droit : diminution du murmure vésiculaire.

L'observation d'Albot, rapportée ci-après, mentionne un fait d'hystérie localisée (angine de poitrine hystérique survenue au cours d'un rétrécissement mitral, chez un homme possédant, il est vrai, une hérédité nerveuse indéniable.

OBSERVATION X, empruntée à ALBOT. Thèse doctorat, 1890.

Nervosisme héréditaire. Hystérie. Rhumatisme articulaire. Rétrécissement mitral. Angine de poitrine probablement hystérique.

Antécédents héréditaires. — Père mort d'une affection du foie. Mère morte d'une affection du cœur : paralysée. Était très nerveuse. Cinq de ses frères seraient morts de maladie de cœur et tous auraient eu des phénomènes d'angine de poitrine (?). Étaient très nerveux. Une sœur vivante qui a souvent des crises de nerfs.

Antécédents personnels. — Adrien G..., mécanicien, âgé de 41 ans, est, lui aussi, très nerveux. A l'âge de 16 ans, il eut, à la suite d'un bain, une première attaque de rhumatisme aigu généralisé à toutes les articulations. Il resta longtemps au lit et fut traité par les frictions. Depuis cette époque, il y a tous les ans quelques douleurs articulaires, mais sans fièvre.

Pendant qu'il était soldat en Afrique, il eut des fièvres intermittentes.

A l'âge de 22 ans, fièvre typhoïde.

Fut bien portant jusqu'en 1885.

A cette époque, il ressentit subitement et sans raison apparente, ses premières crises d'angine de poitrine.

Tout d'un coup, une vive douleur transcurrente le prenait à la région du cœur, s'accompagnant de palpitations violentes, d'étouffements, « comme si on lui serre la gorge », de constriction à la base du thorax. De la région précordiale, la douleur s'étendait vers le cou, la nuque du côté gauche, et le membre supérieur du même côté ; les deux derniers doigts s'engourdissaient, devenaient blancs ou violacés. Tout ceci se passait en quelques secondes à peine. Il n'y eut jamais d'aura.

Quelquefois, les douleurs étaient assez intenses pour se faire ressentir dans les deux bras.

Ces accès duraient, dans le début, de vingt minutes à une demi-heure, apparaissent *à propos de rien*, souvent le matin ou après le repas, *quelque fois la nuit.*

Polyurie après la crise.

Entré à l'Hôtel-Dieu (annexe), il y resta 91 jours et fut amélioré.

On lui plaça des cautères dont il porte encore la trace à la région du cœur.

Un an après, il fut de nouveau repris de crises d'angine et entra à la Pitié ; on le soumit à l'iodure de potassium et à la morphine ; c'est depuis cette époque qu'il devint morphinomane.

En 1888, un mois environ après un vol important dont il aurait été victime, il fut pris subitement d'un malaise et se trouva paralysé complètement du côté gauche, avec hémianesthésie sensitivo-sensorielle absolue, du même côté ; la commissure labiale droite étant tirée en haut.

Pendant quatre mois, il fut soigné chez lui, et obtint une certaine amélioration, mais il présentait de la contracture du membre supérieur gauche et traînait le bout du pied en marchant. Ce fut à ce moment qu'il entra dans le service de M. le professeur Potain, à la Charité. On le soumit alors nuit et jour à l'influence de trois aimants qui furent placés à gauche, du même côté que la lésion. Plusieurs fois, on fit le transfert. Au bout de deux mois et demi, il y eut une amélioration notable, mais il restait encore un certain degré de faiblesse et d'hémianesthésie sensitivo-sensorielle.

Les crises d'angor étaient moins fréquentes et moins pénibles, elles revenaient tous les quatre ou cinq jours ; on lui donnait tous les jours 8 grammes de bromure de sodium. Il sortit et trois jours après, il fut pris d'un certain frisson qu'il ne put définir, et immédiatement se sentit complètement guéri, la sensibilité étant revenue, et la vue, l'ouïe, l'odorat et le goût reparurent intacts du côté gauche.

Quelque temps après, les crises angineuses reparurent, il ne put plus reprendre son travail ; les accès revenaient deux fois par jour, surtout après le repas du matin, et quelquefois dans la nuit.

Il entra de nouveau à la Pitié en janvier 1890, et dans le service de M. Lancereaux.

On lui administra de l'éther en potion, du chloral (4 gr.) et trois ou quatre piqûres de morphine par jour.

Au bout de quelque temps, il sortit non amélioré et, le 11 mars 1890, il entra dans le service du professeur G. Sée.

État actuel. — N'est pas amaigri, les chairs sont flasques, pas d'œdème, pas de gonflement articulaire.

Traces nombreuses de piqûres de morphine ayant suppuré.

Le cœur est très hypertrophié ; la pointe bat dans le cinquième espace, sur la ligne mamelonnaire. A l'auscultation on perçoit un bruit de souffle présystolique ; les bruits du cœur sont éloignés et on entend un dédoublement très net du deuxième bruit.

Les artères ne sont pas dures. Pouls à 70.

Respiration rude dans les deux poumons.

Appétit très modéré, pas de vomissements.

Selles normales ; ballonnement fréquent de l'abdomen.

Foie un peu gros, rate normale.

Frigidité depuis quelques années.

Polyurie constante pendant son séjour à l'hôpital ; c'est surtout *après ses crises qu'il urine beaucoup.*

Hors de l'hôpital, dès qu'il marche un peu, la quantité des urines diminue, et il ressent de la gêne, et de la perte de l'appétit.

Ni sucre, ni albumine.

La motilité et la sensibilité sensitivo-sensorielle sont intactes.

Points hystérogènes. — Fosses iliaques, épigastre, sternum, au-dessous des mamelons. Dans les espaces intercostaux à deux travers de doigt du bord gauche du sternum. Au niveau de l'épine de l'omoplate gauche. Toute la colonne vertébrale est douloureuse.

La simple pression au niveau des espaces intercostaux gauche, à deux doigts du bord du sternum, provoque les irradiations douloureuses dans le bras gauche ; le malade ne s'était jamais aperçu de ce phénomène ; pas de boutons diaphragmatiques.

Pas de réflexes patellaires.

Pas de réflexe pharyngien, cependant l'épiglotte est sensible.

Le malade a beaucoup fumé depuis l'âge de 18 ans. A cessé depuis quelque temps, mais il chique pour 20 centimes de tabac par jour. Il prétend que le tabac n'a aucune influence sur ses accès, car quand il le supprime ceux-ci reviennent quand même.

Le 16 mars, a été pris, sans raison aucune, de vomissements bilieux et alimentaires s'accompagnant de douleurs à l'épigastre. Pendant tout ce temps il ressentit ses douleurs anginoïdes.

A pris, depuis cinq jours, des préparations pharmaceutiques de cannabis indica et, à part sa crise de treize heures, en a éprouvé un très grand soulagement.

Malgré l'usage du tabac chez ce malade, nous persistons à croire que les crises de pseudo-angor pectoris doivent être mises sur le compte de la névrose, à cause du fond indéniable d'hystérie qui existe chez cet individu, à cause ensuite du moment d'apparition des accès, qui ne voient pas leur intensité augmentée par l'usage du toxique, et surtout à cause de ce phénomène critique si constant, la polyurie, qui apparaît après chaque accès. Notons encore la longue durée de ces accès, à l'époque, déjà ancienne (1885), de l'apparition des premiers symptômes.

Dans l'observation résumée ci-après, due à l'obligeance du Dr Teissier, il s'agit d'accidents nerveux plus complexes et qui, malgré l'existence d'un certain degré d'intoxication éthylique, appartiennent vraisemblablement à l'hystérie. L'état mental, l'intensité des troubles de la sensibilité, l'absence d'atrophie, la mobilité même des phénomènes sensitivo-moteurs qui s'atténuent très rapidement pour reparaître sous la moindre influence, plaident en faveur de cette hypothèse.

OBSERVATION XI, communiquée par le Dr TEISSIER, chef de clinique médicale.

Nervo-tabes. Rétrécissement mitral. Éthylisme.

Joséphine L..., cuisinière, 43 ans, née à Taninge (Haute-Savoie), n° 8 de la salle Piorry.

Antécédents héréditaires. — Père plombier, mort goutteux. Caractère emporté, dur, méchant.

Mère morte à 48 ans, d'un fibrome utérin.

Un frère mort de méningite.

Un frère mort à la suite de mauvaises affaires, neurasthénique alcoolique.

Un frère, prêtre, bien portant.

Deux sœurs plus jeunes bien portantes.

Célibataire. A eu un enfant mort-né.

Antécédents personnels. — Aucune maladie dans sa jeunesse, courte d'haleine.

Sujette dès le jeune âge à des migraines violentes.

Réglée à 11 ans, régulièrement jusqu'à ces dernières années. (Quelques troubles menstruels ces derniers temps.)

Vers l'âge de 20 ans, elle a quitté la maison paternelle à la suite de discussions violentes avec son père (éthylique et brutal).

Très affectée par cet événement, a perdu depuis sa gaîté, et rattache à cette époque le début des accidents qu'elle a présentés ensuite.

Venue à Paris à cette époque, où jusqu'à ces temps-ci elle a été cuisinière.

Depuis 20 ans, amaigrissement progressif, perte de l'énergie, de la vigueur physique.

Préoccupations morales, tristesse invincible. Troubles dyspepsiques vagues.

Habitudes d'éthylisme. (Eau de mélisse, vulnéraire, alcool de menthe.)

Il y a deux ans, douleurs rhumatismales polyarticulaires pour lesquelles elle a dû s'aliter pendant plusieurs semaines.

A peu près à la même époque, métrorrhagies abondantes qui ont persisté pendant quinze mois.

Il y a un an environ, apparition assez brusque des douleurs dans les membres sans prédominance dans les articulations.

Peu après, crampes douloureuses dans le membre inférieur et consécutivement troubles de la marche qui ont persisté depuis.

Le 17 juillet 1895, entre une première fois à la Charité pour des troubles digestifs (inappétence, constipation opiniâtre, quelques vomissements) et pour un œdème malléolaire assez prononcé.

L'examen fait reconnaître une induration du sommet gauche — et un rétrécissement mitral au deuxième stade.

Elle quitte l'hopital le 9 octobre suivant, et rentre une seconde fois le 25 mars 1896. Se plaint surtout de sensations douloureuses dans les mollets et de troubles dans la marche et la station.

Au poumon et au cœur on constate les mêmes signes qu'à son premier séjour.

En outre :

Anesthésie complète des membres inférieurs droit et gauche avec perte de la sensibilité tactile et thermique, et perte du sens musculaire.

Diminution notable de la sensibilité aux membres supérieurs avec léger retard.

Pied bot varus à droite (pendant la marche seulement).

Un peu d'incoordination des mouvements (aux membres inférieurs seulement), station verticale et marche très difficiles.

Abolition complète des réflexes patellaires.

Pas de trépidation épileptoïde.

Aucune déformation articulaire ou osseuse, pas d'atrophie musculaire.

Aucune affection cutanée.

Troubles oculaires (myosis très prononcé, perte de la réaction à la lumière, diminution considérable de l'acuité visuelle).

Bourdonnements d'oreille.

Troubles digestifs caractérisés par un dégout électif des aliments, sensations pénibles après les repas, somnolence, jamais de vomissements, constipation.

Un peu d'incontinence d'urine, sensations douloureuses pendant la miction.

Urines foncées, graveleuses.

Sommeil très agité, cauchemars.

La malade est sujette à des accès de pleurs, ou de rire, sans motifs.

L'état général reste assez bon.

Ce qu'il convient de noter surtout c'est l'intensité des troubles de sensibilité, les alternatives brusques d'amélioration et d'aggravation qu'ils subissent, sous l'influence d'une émotion par exemple.

Les observations suivantes concernent des cas d'hystéro-épilepsie ou d'épilepsie symptomatique dont la dépendance avec la lésion mitrale est des plus étroites.

OBSERVATION XII, recueillie dans le service du professeur Po-TAIN, communiquée par le Dr TEISSIER, chef de clinique.

Diagnostic. Rétrécissement mitral pur. Chlorose. Hystéro-épilepsie.

Antécédents héréditaires. — Rose B..., 36 ans, 21 septembre 1882.

Père mort à 41 ans, d'une affection cardiaque.

Un frère mort à 40 ans, d'une affection cardiaque probable.

Mère et huit frères et sœurs vivent bien portants.

Antécédents personnels. — Scarlatine à 10 ans

Réglée à 11 ans ; depuis cette époque, chlorose.

Il y a seize mois, crises d'hystéro-épilepsie. Vers la même époque, bronchite avec dyspnée, palpitations.

A l'entrée : Cœur, rythme mitral pur.

Rien de noté pour le poumon.

Très nerveuse.

OBSERVATION XIII rapportée par Marc GOCHBAUM (thèse de doctorat, 1894).

Hystéro-épilepsie. Rétrécissement mitral au premier degré.

Bel..., 36 ans, entrée salle Ste-Adélaïde, le 22 septembre 1882.

État à l'entrée. — Roulement diastolique avec renforcement présystolique et frémissement. Dédoublement constant du second bruit, *la première partie du dédoublement est plus marquée au foyer aortique.*

Antécédents personnels. — Scarlatine à 10 ans. Nombreuses crises convulsives à caractère mixte hystéro-épileptique. Pas de rhumatisme.

Essoufflements, palpitations depuis deux ans environ. Jamais d'œdème des jambes.

Antécédents héréditaires. — Père mort à 41 ans, d'une affection cardiaque.

OBSERVATION XIV, communiquée par le Dr TEISSIER, chef de clinique médicale.

Diagnostic : Tuberculose pulmonaire. Sténose mitrale pure. Insuffisance tricuspidienne. Crises épileptiques.

Alex. T..., 40 ans, ménagère, salle Piorry, 8.

Antécédents héréditaires. — Mère morte à 30 ans, d'une maladie inconnue ; pas de tousseurs ni de rhumatisants dans la famille.

Aurait eu huit enfants dont un serait mort en bas âge de méningite.

Antécédents personnels. — Jusqu'à 24 ans, aucune maladie grave, mais très sujette aux bronchites.

Elle a toussé d'abord à époques irrégulières, puis depuis quatre ans à peu près continuellement, mais sa toux n'était pas suivie d'expectoration. Depuis plusieurs mois, elle tousse et crache beaucoup. Dès l'âge de 24 ans, palpitations, oppression habituelle, surtout dyspnée d'effort; depuis deux ans augmentation de l'oppression. Jamais elle n'a eu de rhumatisme ni aucune maladie infectieuse de l'enfance.

Il y a deux ans, hémoptysie assez abondante durant trois jours.

Depuis, quelquefois, expectoration sanguinolente.

En plus de ces accidents cardio-pulmonaires, la malade dit avoir eu des crises épileptiques qui ont cessé depuis quelque temps.

État actuel. — Poumons. Fosses sus et sous-épineuses droites, submatité avec murmure vésiculaire nul, craquements humides, nombreux sous la clavicule droite. Ramollissement du sommet droit.

Cœur : Rythme mitral complet.

Dans les derniers jours, insuffisance tricuspidienne passagère.

Sort le 2 juin, un mois après son entrée, améliorée mais toussant toujours.

OBSERVATION XV, empruntée à PERDEREAU. Thèse de doctorat, 1896.

Diagnostic : Épilepsie. Rétrécissement mitral.

Antécédents héréditaires. — Frédéric-Jules Ha..., 61 ans, traité à Bicêtre dans le service du Dr Denis, était surtout observé au point de vue de ses antécédents épileptiques qui ont débuté à 42 ans et qui n'ont présenté rien d'anormal.

Antécédents personnels. — A 40 ans, glaucome à droite, iridectomie, un peu plus tard, même accident à l'œil gauche, nouvelle iridectomie. Cécité complète, jamais de rhumatisme; se plaignant d'étouffer au moindre effort.

État actuel. — A l'auscultation du cœur : roulement présystolique, dédoublement du second temps ; arythmie. La pointe du cœur bat dans le sixième espace. Pouls lent, dicrote. Pas d'œdème, pas d'athérome. Ni sucre ni albumine dans les urines.

Le 21 février, le malade se plaint d'étouffements et son état a rapidement empiré. Fièvre oscillant entre 38° et 39°,5, râles crépitants et sous-crépitants très mobiles ; souffle disséminé. Dyspnée intense. Œdème insignifiant.

Mort subite le 28.

AUTOPSIE. — Base du *crâne* asymétrique, l'apophyse clinoïde postérieure droite étant beaucoup plus volumineuse et beaucoup plus saillante que la gauche. Les méninges sont saines.

Poumons emphysémateux. Partout, mais surtout au sommet droit on trouve des noyaux d'apoplexie pulmonaire. De place en place et principalement autour des infarctus hémoptoïques, on trouve des noyaux de broncho-pneumonie franche.

Plèvre adhérente au sommet gauche.

Le foie, la rate, les reins sont sains mais congestionnés.

Cœur volumineux. Le myocarde est altéré, brunâtre. Les bords libres des deux valves de la mitrale sont soudés. La valvule forme une sorte d'entonnoir dont l'ouverture inférieure admet à peine l'extrémité du petit doigt. La valvule est épaissie, indurée et les cordages en sont hypertrophiés. Dans l'oreillette gauche, à la partie externe, au niveau de l'auricule, est un foyer d'endocardite qui semble récent ; ce foyer est disposé presque régulièrement autour de l'ouverture de l'auricule qui est oblitérée.

Les valvules aortiques sont un peu plus épaissies et l'aorte présente à son origine quelques petites plaques d'athérome.

Le cœur droit est sain, mais présente une anomalie ; à la place du voile membraneux qui constitue la valvule de Thébésius est un réseau délicat, à mailles irrégulières, limité par des fils tendineux très ténus. Le bord libre est remplacé par un ruban membraneux fixé par ses deux extrémités aux parois de l'infundibulum.

La neurasthénie répond à l'ensemble symptomatique désigné dans les observations ci-jointes sous le nom de nervosisme. Il s'agit, dans ces cas, de troubles surtout psychiques n'offrant à proprement parler aucun caractère vésanique ou des modifications de caractère appartenant à cet état de faiblesse irritable si caractéristique.

OBSERVATION XVI, empruntée à MAGÉ. Thèse de Paris, 1888.

Nervosisme. Rétrécissement mitral pur.

G. L..., 29 ans, journalier, entré le 28 novembre 1887 à l'Hôtel-Dieu, salle Saint-Thomas.

Antécédents héréditaires. — Père et mère bien portants, deux sœurs nerveuses, sans attaque d'hystérie.

Antécédents personnels. — Aucune maladie antérieure, pas de rhumatisme, pas de chorée, pas de scarlatine, pas d'érysipèle. Enfant, il courait et jouait sans avoir d'essoufflement.

A 16 ans, très nerveux, très irritable.

A 27 ans, pour la première fois, palpitations à la suite d'une chute dans un escalier. Un mois après, quelques crachats avec des filets de sang. Un an après, épistaxis fréquentes et abondantes.

En 1885, diagnostic de rétrécissement mitral pur.

État actuel. — État général bon, teint pâle, constitution peu robuste, système pileux peu développé.

Poumons. Râles de congestion aux bases. Dyspnée d'effort.

Cœur. Frémissement diastolique. Matité normale. Roulement diastolique avec souffle présystolique à la pointe.

Dédoublement du deuxième bruit. Pouls petit, fréquent, mais régulier.

OBSERVATION XVII (résumée), recueillie dans le service du professeur POTAIN.

Rétrécissement mitral serré. Nervosisme. Infantilisme.

D. P..., 40 ans, salle Sainte-Adélaïde, n° 2.

Antécédents héréditaires. — Père mort d'une maladie de cœur.
Mère morte de la poitrine.

Antécédents personnels. — Réglée à 14 ans, règles normales.
Dans son enfance, avant 7 ans, a eu la rougeole, la scarlatine, la
fièvre typhoïde. Jamais de rhumatisme. Toujours délicate,
maigre, pâlotte; elle ressemble actuellement à un enfant.

Il y a vingt ans qu'elle a commencé à avoir des palpitations;
dyspnée d'effort. Il y a quatorze ans, à la suite d'émotion, elle fut
obligée de rester vingt jours au lit; état d'hébétude, insomnie,
mélancolie.

Depuis, se lève et éprouve des palpitations et de la dyspnée
d'effort plus considérables.

Il y a quatre ans, série de bronchites.

Et ces jours derniers, bronchite plus intense qui la force à
rentrer à l'hôpital.

État actuel. — *Cœur.* Premier bruit dur. Dédoublement du
deuxième bruit. Roulement présystolique.

Rien dans la poitrine.

Foie, rate. Normaux. Absence d'œdème.

Dyspnée facile. *Caractère* impressionnable, irritable.

Nota. — Il convient de noter ici l'infantilisme.

OBSERVATION XVIII (résumée), recueillie dans le service du
professeur POTAIN.

Rétrécissement mitral. Nervosisme.

T. V..., 52 ans, domestique, salle Sainte-Adélaïde, n° 16.

Antécédents héréditaires. — Rien à signaler.

Antécédents personnels. — Bonne santé durant l'enfance.

A eu onze enfants, cinq sont survivants, six sont morts en
bas âge. A 35 ans, bronchite. A été déjà soignée plusieurs fois
pour une maladie de cœur.

Cette malade aurait eu beaucoup de chagrins. Elle est très nerveuse. Il y a six semaines, elle s'est donnée dans la région précordiale un coup de revolver. La balle est ressortie à à 15 centim. à peu près en arrière; elle a probablement glissé sur la côte.

Au mois de mars dernier, était entrée à Lariboisière. Elle dit avoir eu de l'œdème des membres inférieurs; les urines étaient albumineuses.

Cœur. Rythme mitral complet.

OBSERVATION XIX (personnelle), recueillie dans le service de M. le professeur POTAIN.

Rétrécissement. Neurasthénie. Hypochondrie.

Élisa F..., 48 ans, papetière, née à La Brosse (Orne); salle Piorry, n° 4.

Antécédents héréditaires. — Père neurasthénique, mort à 77 ans d'un anévrysme de l'aorte. Mère morte à 77 ans, asthmatique. Six frères et sœurs, dont quatre morts en bas âge et deux vivants en bonne santé. Son mari mort de phtisie pulmonaire. Pas d'enfants, pas de fausses couches.

Antécédents personnels. — Fluxion de poitrine à 6 ans. Sujette aux rhumes et à la bronchite. Pleurésie gauche en 1887 ayant duré quatre mois. Bronchite à allures traînantes en 1893. Hémoptysies la même année. Depuis cette époque a toujours toussé. Amaigrissement, sueurs nocturnes et perte d'appétit remontant à la même époque, diarrhée fréquente.

Depuis deux ans, dyspnée d'effort, crises d'oppression, parfois œdème malléolaire.

Mictions fréquentes, un peu douloureuses.

N'a jamais eu la syphilis, ne présente aucun symptôme d'éthylisme.

Malheureuse dans son ménage (son mari éthylique), elle a eu

de ce fait des soucis et des émotions morales dont sa santé a souffert.

A son entrée à l'hôpital, le 9 octobre 1895, on constate les signes d'une induration du sommet droit et d'un rétrécissement mitral pur (précession aortique).

On constate en outre une diminution de la sensibilité du côté gauche du thorax.

Après neuf mois de séjour à l'hôpital, l'état de son cœur et de ses poumons n'a subi aucun changement, mais d'autres signes ont apparu.

Elle présente :

Myosis très accentué avec perte de la réaction à la lumière. Diminution de l'acuité visuelle. Diplopie.

Bourdonnements d'oreille.

Parfois de la céphalée.

Aucun trouble de la marche ou de la station, pas de douleurs dans les membres, pas d'atrophie musculaire, conservation du réflexe rotulien. Aucun trouble de la sensibilité dans les membres.

Troubles digestifs caractérisés par de l'inappétence, parfois des vomissements, des douleurs vagues après les repas, un peu de diarrhée.

Miction un peu douloureuse, mais pas d'incontinence.

Tendance aux idées lugubres, crises de larmes, perte des forces musculaires.

Insuffisance mitrale. — Au même titre que dans le rétrécissement mitral, bien que moins fréquemment, les troubles nerveux se peuvent rencontrer dans l'insuffisance mitrale.

L'hystérie, dans ses formes motrice et sensitivo-sensorielles ou dans ses formes plus spéciales (angine de poitrine), la neurasthénie ont été signalées dans les observations que nous résumons ci-après.

OBSERVATION XX, citée dans les *Leçons cliniques* du professeur POTAIN.

Hystérie. Insuffisance mitrale.

Alfred G..., mécanicien au chemin de fer d'Orléans, apporté dans nos salles à l'hôpital Necker, paralysé du côté droit. La paralysie avait paru brusquement à la suite d'une émotion morale vive ; cet homme en rentrant chez lui y avait découvert un voleur en train de le dévaliser. Il perdit connaissance sur le moment et, revenu à lui-même, fut conduit à l'hôpital. L'hémiplégie portait sur la motricité et la sensibilité générale et spéciale. Dès le lendemain, l'anesthésie disparaissait sous l'influence suggestive d'un aimant, transférée au côté opposé, la paralysie persistant.

Le malade était affecté en même temps d'une insuffisance mitrale. Un an après, nouvelle émotion suivie d'une nouvelle perte de connaissance. Il est actuellement à l'hôpital Laennec, souffrant toujours de sa lésion cardiaque et présentant des stigmates préexistants de l'hystérie.

OBSERVATION XXI, citée dans les *Leçons cliniques* du professeur POTAIN.

Hystérie. Insuffisance mitrale.

Un homme de santé relativement bonne jusque-là, qui, de temps à autre, se plaignait d'un peu d'oppression, est tout à coup pris de vertige au moment où, pour charger une machine (il était chauffeur), il pénètre dans une soute à charbon. Il tombe sans connaissance, et, au bout de quelques instants, ses camarades le trouvent se débattant violemment. Cet homme, apporté à l'hôpital, présentait, le lendemain à la visite, une hémiplégie gauche complète avec anesthésie totale sensitive et sensorielle, rétrécissement considérable du champ visuel, etc. L'auscultation du cœur nous permettait de diagnostiquer une insuffisance mitrale très manifeste. Les accidents disparurent rapidement et le malade sortit guéri.

Observation XXII (résumée). Thèse Durand, 1880.

Diagnostic : Insuffisance mitrale. Rhumatisme articulaire. Hystérie.

A. C..., 36 ans, modiste, entre le 18 novembre 1879 dans le service du Dr Labadie-Lagrave.

Antécédents héréditaires. — Père rhumatisant. Mère morte d'une affection cardiaque.

Antécédents personnels. — Santé excellente durant l'enfance ; réglée à 13 ans et demi. A partir de ce moment, palpitations, pour lesquelles on lui donne de la digitale.

A 14 ans, à la suite de contrariétés, crises d'hystérie avec chute, perte de connaissance, convulsions toniques, crises de larmes.

Ces attaques se renouvelèrent à quatre reprises. Depuis, la malade est restée très impressionnable : au moindre désagrément elle éprouve des crises de rires, avec sensation épigastrique violente. Rachialgie assez vive à la pression. Point douloureux au niveau de l'omoplate gauche et au niveau de la pointe du cœur.

Faiblesse des membres inférieurs.

Excès de digitale (20 gouttes de teinture) pendant plusieurs mois. Un jour, prend 60 grammes de la teinture, éprouve des vomissements, de la diarrhée, etc. ; crise grave provoquée par cette intoxication.

Depuis cette époque, gonflements répétés des genoux, avec alternatives d'amélioration et de rechute, pour lesquels elle rentre à l'hôpital.

A l'examen. Bruit de souffle systolique de la pointe. Gonflement des articulations du genou et du pied. Hématémèse. Grande exaltation des idées, la malade manifeste la volonté de s'empoisonner de nouveau.

OBSERVATION XXIII, rapportée par ALBOT. Thèse de doctorat, 1890 (d'après THIROLOIX).

Diagnostic : Antécédents nerveux héréditaires. Rhumatisme articulaire aigu. Insuffisance de la valvule mitrale. Angine de poitrine hystérique avec hémiparésie et hémianesthésie sensitivo-sensorielle du côté droit. Guérison complète des phénomènes angineux et très grande amélioration de l'hémianesthésie par l'application d'aimants.

Tod..., cordonnier, âgé de 35 ans, entre à l'Hôtel-Dieu, salle Saint-Charles, lit n° 4.

Antécédents héréditaires. — Son père est mort d'une affection qu'il ne peut caractériser.

Sa mère a souvent des crises nerveuses, est actuellement en bonne santé. Tod... a toujours été bien portant jusqu'à l'âge de 20 ans.

A cette époque, a été atteint d'un rhumatisme articulaire aigu qui dura trois mois et qui semble avoir été de suite compliqué de localisations inflammatoires du côté du cœur, car on lui fit dès cette époque des applications de teinture d'iode et de vésicatoires sur la région précordiale. N'a jamais eu d'hémoptysie, d'enflure des jambes, ni aucun autre signe d'asystolie.

N'a jamais eu de crises de nerfs, mais il se met facilement

en colère. Pas de syphilis, pas d'intoxication paludique, n'a jamais travaillé dans le plomb.

Tod... est maigre, élancé, nullement athéromateux ; il entre à l'hôpital parce que, depuis trois mois, il éprouve des douleurs violentes à la région du cœur, ces douleurs reviennent souvent, à un moment quelconque de la journée ou de la nuit, aussi bien pendant les mouvements qu'à l'état de repos.

Chaque crise est assez longue (d'un quart d'heure à une demi-heure) ; elle se caractérise par une douleur subite siégeant surtout à la région précordiale et s'irradiant dans le cou et dans tout le membre supérieur gauche.

Soumis au bromure et à l'iodure de potassium, il a vu ses crises calmées pendant un certain temps, mais elles n'ont pas tardé à reparaître aussi intenses que jadis.

A l'auscultation du cœur, on perçoit très nettement un souffle systolique à la pointe, se propageant dans l'aisselle, reliquat de l'endocardite rhumatismale ancienne, et qui produit de l'étouffement, dès que le malade se livre à un travail un peu pénible et prolongé. Le pouls est petit et régulier.

On constate chez le malade une anesthésie sensitivo-sensorielle, sur laquelle Tod... n'attire point l'attention tout d'abord.

Il porte au bras droit la trace de quelques brûlures assez profondes.

La sensibilité au tact, à la chaleur et à la piqûre est complètement abolie.

Diminution très accusée des qualités sensorielles de l'ouïe, de la vue, qui présente un rétrécissement considérable du champ visuel du côté droit. Toujours du même côté, l'ammoniaque ne produit que peu de réflexes sur la muqueuse pituitaire qui est intacte à gauche ; le sulfate de quinine ne provoque de sensation d'amertune qu'à gauche. Anesthésie pharyngée des plus nettes.

21 août. Tod... présente une crise d'angor à la visite du matin ; il est pâle, les traits sont tirés, la respiration, d'abord lente, s'accélère, puis le malade, inquiet, les yeux hagards, est

comme figé : il n'ose bouger. L'attaque dure un *quart d'heure*. Une fois remis, Tod... avoue qu'il a eu, comme toutes les autres fois, la sensation d'une mort imminente. Il lui a semblé qu'il « allait mourir ».

Bromure de potassium, 2 grammes.

Le 22. On place du côté gauche du malade deux forts aimants pendant vingt-quatre heures, l'un à côté du bras, l'autre à côté de la jambe. Dans la nuit, le malade a eu une crise d'angor.

Le 23. Les douleurs ne se sont pas reproduites. L'hémianesthésie a changé de côté. On continue la médication.

Les jours suivants l'amélioration continue.

12 septembre. Le malade sort de l'hôpital. Durant son séjour à l'Hôtel-Dieu, et depuis l'application des aimants, les crises d'angine de poitrine ont disparu. Il reste encore un très léger degré d'hémianesthésie sensitivo-sensorielle, mais du côté gauche.

Observation XXIV, rapportée par Fabre.

Insuffisance mitrale. Neurasthénie. Hypochondrie.

Malade, gendre de médecin, âgé de 50 ans. Tempérament neuro-arthritique. Chagrins.

Au cours d'une insuffisance mitrale qui remonte à plusieurs années, il éprouva des crises d'asystolie qui furent suivies de modifications de son caractère. Habituellement d'un caractère très doux, il devenait très irritable.

En même temps, mélancolie très accusée, tendance aux terreurs religieuses, impulsion au suicide.

Les troulbes nerveux apparaissent à chaque crise d'asystolie ou à chaque crise passagère d'angoisse précordiale.

Maladie mitrale. — Parmi les observations mentionnant l'existence de névropathies survenues au cours de la maladie mitrale, il convient surtout de mentionner celles de Lemoinne sur l'épilepsie cardiaque et celle de Ball, sur la folie cardiaque. Ces deux observations sont très importantes, en ce qu'elles montrent l'influence des troubles circulatoires sur l'apparition des accidents neuropathiques et les effets du traitement cardiaque sur les troubles nerveux.

OBSERVATION XXV (personnelle), recueillie dans le service du professeur POTAIN.

Maladie mitrale. Hystérie.

Antécédents héréditaires. — S. M..., 18 ans. Père cardiaque et asthmatique, mort à 45 ans. Mère cardiaque, elle a eu la fièvre typhoïde. Ni frères, ni sœurs.

Antécédents personnels. — Il a eu la fièvre muqueuse à 6 ans. Strumeux ; ganglions volumineux non suppurés ; à l'âge de 14 ans il a eu une attaque de rhumatisme articulaire aigu traité par le salicylate de soude ; depuis, trois autres attaques. A la suite de ces attaques, étouffements, impossibilité de courir, de monter rapidement les escaliers, palpitations. Il y a deux ans il fut traité à l'hôpital Saint-Antoine, pour une maladie du cœur, on lui donna de la caféine, on applique des pointes de feu sur la région précordiale.

Il entre à « La Charité » pour des sensations douloureuses de la région précordiale, a eu des épistaxis fréquentes.

État actuel. — Pouls 80.

Cœur. — La pointe du cœur bat dans le 6ᵉ espace interscostal, un peu en dehors du mamelon ; elle ne se déplace pas avec le changement de position imprimé au malade.

A l'auscultation on entend deux souffles, le premier systolique avec son maximum d'intensité à la pointe, et l'autre diastolique, grave, beaucoup moins fort, avec sa tonalité très haute (holosystolique) ; ce deuxième bruit remplit le petit silence.

Le souffle holosystolique se propage dans le dos, conservant le même rythme.

Le cœur droit est distendu.

Le cœur gauche est un peu plus distendu que son congénère.

Les bruits du cœur sont un peu faibles à cause de l'emphysème ; ils se propagent à la base du cœur sans changer ni de tonalité, ni de timbre.

Poumons. — Respiration un peu faible à droite. Pas d'arythmie, ni de tachycardie, pas d'œdème aux membres inférieurs, ni d'altération dans la circulation rénale.

Diagnostic de la maladie du cœur. — Hypertrophie avec dilatation portant sur les cavités droites. Insuffisance avec rétrécissement modéré de l'orifice mitral. Symphyse cardiaque probable.

Pendant son séjour à l'hôpital, le malade, qui ne paraissait avoir aucun antécédent héréditaire ou personnel au point de vue neuropathique, a présenté certaines manifestations d'ordre hystérique.

A plusieurs reprises et sans aggravation de la maladie du cœur, crises véritables de palpitations avec angoisse respiratoire, aboutissent à la syncope avec perte de connaissance incomplète et mouvements convulsifs du côté droit.

Stigmates hystériques. Anesthésie pharyngée. Rétrécissement concentrique du champ visuel du côté droit.

Diminution de la vue et de l'odorat et du même côté. Troubles de sensibilité. Hémianesthésie légère au tact, à la douleur et à la température du côté droit.

Le malade se préoccupe de sa maladie de cœur, il est triste, pleure facilement. Ces crises ont cédé vers la fin du séjour du malade, sous l'influence de la médication bromurée, et du valérianate d'ammoniaque.

Observation XXVI (résumée) rapportée par Giraudeau
(*Semaine médicale*, 1895).

Insuffisance et rétrécissement mitral. Hystérie.

Jeune femme de 26 ans, ayant eu la scarlatine et la fièvre typhoïde, puis atteinte d'endocardite aiguë au cours d'un rhumatisme articulaire.

De 20 à 22 ans, elle séjourne dans une maison de santé pour y être soignée, dit-elle, de crises nerveuses qui la prennent tous les jours. A 23 ans, elle est dans le service de Lancereaux pour des palpitations et des étouffements. On lui aurait donné du bromure de potassium et de la digitale. Depuis cette époque, serait entrée dans divers services hospitaliers pour des accidents de mémoire. Aujourd'hui, c'est encore la dyspnée et les palpitations qui la ramènent à l'Hôtel-Dieu.

Au cœur, rythme mitral et souffle systolique de la pointe. Le pouls est fréquent, mais égal et régulier. La dyspnée, parfois très prononcée, disparaît complètement à certains jours. Elle s'accompagne ordinairement d'agitation, d'angoisse. Les reins, le foie, les poumons sont normaux. Lorsqu'on examine de plus près les phénomènes qui accompagnent ces troubles respiratoires, on se rend compte qu'il s'agit d'une dyspnée hystérique. Cette malade présente d'ailleurs du côté gauche une hémianesthésie sensitivo-sensorielle incomplète, mais très nette.

Observation XXVII (personnelle, résumée), recueillie dans le service du professeur Potain.

Diagnostic : Insuffisance et rétrécissement mitral. Dyspnée nerveuse. Impressionnabilité excessive.

R. B..., âgée de 56 ans, entre le 1er mai 1896, salle Piorry, n° 22.

Antécédents héréditaires. — Rien à signaler.

Antécédents personnels. — Toujours très nerveuse sans pertes de connaissance, ni crises, convulsives.

A 14 ans, réglée.

Il y a cinq ans, douleurs au niveau des membres, sans qu'on puisse affirmer s'il s'est agi de crises rhumatismales.

Consécutivement hémopthysies qui nécessitèrent un séjour au lit de plusieurs jours.

État actuel. — Orthopnée passagère, caractérisée par de véritables accès et qui surviennent dès qu'elle est émotionnée par la moindre raison.

Les digestions sont bonnes, l'état des voies digestives paraît normal.

Durant les accès le facies est violacé, le pouls petit, irrégulier, inégal, dépressible, fréquent (112 pulsations).

Examen du cœur, pointe dans le septième espace intercostal gauche, considérablement déviée en dehors du mamelon ; cavités droites très hypertrophiées et dilatées. Aorte normale, bruit du cœur faibles.

Souffle systolique léger à la pointe, pas de frémissement, signes de congestion pulmonaire aux deux côtés.

De l'examen, on conclut à l'existence d'une insuffisance mitrale avec dilatation considérable des cavités droites.

Amélioration durant les jours qui suivirent, puis asystolie progressive et mort.

Autopsie. — Insuffisance et léger degré de rétrécissement mitral.

Traces d'endocardite récente. Aorte normale.

Sigmoïdes pulmonaires, valvule tricuspide normales.

Poumons, noyaux d'apoplexie.

Reins cardiaques.

Observation XXVIII (rapportée par Georges Lemoinne,
Revue de méd., 1887).

*Rhumatisme. Insuffisance et rétrécissement de l'orifice aorti-
que mitral. Hypertrophie du cœur. Épilepsie apparaissant
à l'âge de treize ans. Crises fréquentes, elles disparaissent
totalement par l'emploi de la digitale.*

Alfred Pell..., 35 ans, ouvrier puddleur. Entré à l'asile d'Armentières, le 5 octobre 1886, sorti en février 1887.

Antécédents héréditaires. — Aucun antécédent héréditaire.
Sa mère, très impressionnable, n'a jamais eu de crise d'aucune
sorte. Pas d'épileptiques dans la famille.

Antécédents personnels. — A l'âge de quatre ans, il eut une
maladie fébrile dont il ignore le nom. A dix ans, étant resté
plusieurs heures sous la pluie, il ressentit quelques jours après
de vives douleurs rhumatismales qui l'obligèrent à garder le
lit pendant un certain temps ; il se rappelle avoir éprouvé de la
douleur au niveau du cœur et de la gêne pour respirer. Il ne
peut préciser quelle fut au juste la gravité de cette première
atteinte. Depuis il fut repris à plusieurs reprises de douleurs
articulaires, mais elles ne devinrent jamais très intenses.

A treize ans environ, il eut pour la première fois une attaque
d'épilepsie occasionnée, selon lui, par l'émotion qu'il ressentit
à la mort de sa mère. Auparavant il éprouvait des palpitations
du cœur accompagnées d'anxiété et d'oppression. Étant jeune,
il ne pouvait courir, se livrer à un exercice violent sans être
aussitôt essoufflé.

A dater de cette époque, les attaques d'épilepsie deviennent
très fréquentes. Cependant les crises complètes sont rares, et
en général il ne ressent guère que des vertiges ou des éblouis-
sements qui n'amènent presque jamais la chute. Elles surviennent par séries ; pendant certaines périodes, il en a une ou
plusieurs par jour, puis elles disparaissent pendant un temps
assez long. Le malade a remarqué que leur apparition coïncide

toujours avec une recrudescence des palpitations : il est averti qu'il va entrer dans un état de mal épileptique quand il devient oppressé, anxieux, et quand il sent les battements de son cœur provoquer de l'angoise précordiale.

Avant de venir à l'Asile d'Armentières, Pell... fit un séjour de plusieurs mois à l'hôpital de Maubeuge, et il en sortit parce que depuis quelque temps ses attaques, devenues presque journalières, étaient suivies d'accès d'agitation le rendant dangereux.

Pell... est un homme vigoureux, de taille moyenne ; son cou est court et gros, son visage est tantôt congestionné, tantôt très pâle ; cependant c'est la congestion qui se montre le plus habituellement.

Cœur : Le choc précordial est fort ; la pointe bat dans le sixième espace intercostal très en dehors du mamelon ; la matité est très étendue, descend jusque sous la sixième côte et s'étend à gauche au delà de la ligne mamelonnaire. La main ressent, à la palpation, un frémissement rude et pénible qui coïncide avec le choc du cœur.

Le rythme cardiaque n'est pas absolument régulier, car quatre ou cinq fois par minute on observe des faux pas qui se traduisent au pouls par des intermittences. Quand le malade est très tranquille on ne les perçoit pas ; on ne les trouve que lorsqu'il est émotionné.

A la pointe, le bruit systolique est net, dur, avec un timbre métallique ; il est précédé d'un bruit plus rude que soufflant et suivi d'un souffle doux se propageant vers l'aisselle. Pas de dédoublement du second bruit.

Poumons : Quelques râles sibilants et ronflants à la base gauche. Pas de troubles nerveux, sensibilité intacte. Bon état général.

6 octobre. Le jour ou il entre à l'asile, Pell... nous dit avoir eu une série d'attaques les jours précédents. Nous lui donnons aussitôt une potion avec 0,25 de poudre de feuilles de digitale.

Le 8. Il se plaint d'avoir des vertiges à chaque instant, sans perte de connaissance ; il n'y a qu'à sortir à l'air pour provoquer leur disparition. Pas d'attaques ; son visage est congestionné. Le cœur est régulier.

Le 12. Les vertiges ayant cessé depuis trois jours, nous cessons la digitale. La face n'est plus rouge, le malade n'éprouve plus de malaise. Il nous raconte qu'il sent très bien quand il va avoir un vertige ou une attaque ; il éprouve de l'angoisse précordiale, il lui semble que le sang lui remonte du cœur à la tête, il a chaud à la figure. S'il doit avoir une crise complète il perd alors connaissance ; s'il n'a qu'un vertige il éprouve un éblouissement de peu de durée pendant lequel les objets tournent autour de lui. Cette aura cardiaque est assez longue et peut même se prolonger pendant plusieurs minutes. Comme il est presque toujours averti de l'imminence d'une attaque, il tombe rarement.

Le 25. Depuis quelques jours il a des palpitations et les vertiges ont reparu, mais plus atténués qu'autrefois. On retrouve des intermittences du pouls. Visage rouge, puis complètement pâle quelques heures après. Il prend de la digitale pendant six jours, les vertiges disparaissent.

22 novembre 1886. Le malade, qui s'était très bien porté pendant trois semaines, recommence à éprouver des vertiges. Il y avait près d'un an qu'il n'était resté aussi longtemps sans attaques ni vertiges. De nouveau il a de la congestion de la face. Digitale 0,25 pendant quatre jours.

19 janvier 1887. Le cœur est devenu plus régulier, Pell... ne ressent plus de palpitations depuis un mois, ce qui tient en partie à l'existence régulière qu'il mène à l'asile. Les intermittences du pouls sont rares. Depuis la fin de novembre, il n'a pas éprouvé un seul vertige. Comme il parle de quitter l'asile, nous lui donnons par précaution 20 gouttes de teinture de digitale pendant quelques jours.

3 février 1887. Pell... sort de l'asile. Depuis le jour où il y est entré, c'est-à-dire depuis quatre mois, *il n'a pas eu une seule attaque d'épilepsie,* alors qu'auparavant elles étaient devenues

très fréquentes. Il n'a éprouvé que des vertiges, et encore de loin en loin. Toutes les fois qu'ils se montrent à nouveau l'action de la digitale en a rapidement raison.

Cette observation prouve, pour Lemoinne, l'existence de l'épilepsie cardiaque, à type congestif. C'est, en effet, pour lui, la congestion cérébrale qui provoque les crises, règle leur intensité d'après son intensité même, les rapproche ou les éloigne. La lésion mitrale est la cause originelle, mais elle n'agit que par l'intermédiaire de la congestion qu'elle provoque.

OBSERVATION XXIX (résumée), rapportée par G. LEMOINNE.

Diagnostic : Insuffisance et rétrécissement mitral d'origine rhumatismale. Épilepsie depuis trois ans. Vertiges provoqués par le décubitus dorsal. Traitement par la digitale et la caféine.

J.-B. Par..., 35 ans, employé de commerce, entré à l'asile d'Armentières, le 21 juillet 1886.

Pas d'*antécédents héréditaires.* — Le père est mort à 73 ans d'une hernie. Sa mère à 71 ans, d'une affection chronique de poitrine. Pas de neuropathie. Un frère et une sœur bien portants.

Antécédents personnels. — Ni syphilis, ni alcoolisme. Bonne santé durant sa jeunesse. Depuis l'âge de 20 ans, il éprouva de temps en temps, surtout l'été, des douleurs rhumatismales dans les épaules et les petites articulations; jamais de rhumatisme aigu. Type rhumatismal toutefois; renflement des articulations des phalanges, calvitie, etc.

A fait son service militaire. Depuis ce moment, essoufflement facile, palpitation au moindre effort.

A 32 ans, première attaque d'épilepsie provoquée par une émotion très vive. Il eut un vertige qui fut suivi de chute.

Depuis, attaques qui se sont répétées en s'aggravant. Au début, elles ne se traduisaient guère que par un sentiment de chaleur à la tête suivi d'un étourdissement sans chute ni cri, elles revenaient quatre ou cinq fois de suite, pour disparaître pendant quelques jours. Avant son entrée à l'asile, leur fréquence avait augmenté et elles s'accompagnaient de perte de connaissance et parfois de chute.

Un bruit soudain, une émotion vive, peuvent déterminer une attaque vertigineuse. Le malade est alors prévenu de son imminence par une sensation de plénitude dans la poitrine ; son cœur lui paraît battre vite et très fort, le sang lui monte à la tête, les oreilles lui brûlent. Ces phénomènes durent un certain temps et disparaissent parfois sans amener d'attaque si le malade marche et sort au grand air. Dans le cas contraire, ils déterminent, soit une attaque complète avec chute, ce qui est rare, soit un vertige avec ou sans perte de connaissance. Il arrive même que l'attaque d'épilepsie est toute psychique. Par... monte, par exemple, sans mot dire, se déshabiller et se coucher dans son lit, où il est très étonné de se trouver quelques instants après.

A son arrivée à l'asile, son état physique est bon, sauf en ce qui concerne le cœur. La pointe bat dans le sixième espace intercostal, son choc n'est pas très fort. Pas de frémissement cataire, mais une sorte d'hésitation présystolique. Le maximum d'intensité du premier bruit à la pointe s'entend un peu en dedans et au-dessous du mamelon. Ce bruit systolique est bien frappé, mais il est précédé d'un frémissement rude qui semble le dédoubler. Il est suivi d'un souffle également rude se propageant dans l'aisselle. Parfois, bien que rarement, les battements cardiaques se précipitent pour reprendre, quelques instants après, leur rythme normal. Le malade se plaint d'être sujet aux palpitations.

Le pouls est petit, dépressible et présente de loin en loin des intermittences qui correspondent aux périodes ou les battements sont précipités.

La figure est pâle, sujette, par exemple, à des congestions subites qui l'empourprent en quelques secondes et qui durent plusieurs minutes ou plusieurs heures; elles se montrent surtout dans les périodes d'attaques d'épilepsie. Ces congestions sont très pénibles et entraînent pendant toute leur durée une incapacité de travail complète; la mémoire s'obscurcit, l'intelligence s'émousse et le malade, qui est employé dans un bureau, devient incapable d'écrire.

Pendant le premier mois de son séjour à l'air, Par... est soumis à un traitement hydrothérapique en même temps qu'il prend du bromure. Il n'éprouva qu'une amélioration relative, car il eut pendant ce temps, deux attaques avec chute et nombreux vertiges. C'est à ce moment qu'il attire notre attention sur les vertiges qu'il éprouve une fois couché et dont nous avons déjà parlé. Ces vertiges disparaissent du jour au lendemain en faisant dormir le malade la tête élevée sur deux oreillers. La digitale est donnée à la dose de 0,25 par jour. L'amélioration se produit avec une rapidité remarquable; on n'observe plus ni attaques, ni vertiges.

11 septembre 1886. Aujourd'hui, le malade a eu une attaque et est tombé à la suite d'une émotion morale très vive. Il y avait un mois qu'il n'avait pas eu de manifestation épileptique. Teinture de digitale, 20 gouttes pendant cinq jours.

30 novembre. Ni attaques ni vertiges depuis deux mois et demi. Depuis quelques jours, il éprouve des malaises, des palpitations et des congestions fugitives. Pour prévenir tout accident, nous prescrivons 20 gouttes de digitale par jour.

12 décembre. Aujourd'hui, étant occupé à écrire, Par... a subitement ressenti une bouffée de chaleur lui monter à la tête, a perdu connaissance et est tombé sans pousser de cri. Quelques secondes après, il s'est remis au travail sans savoir qu'il venait d'avoir une attaque. Le lendemain, nous assistons à un vertige; il se lève de dessus sa chaise, devient très pâle, puis un instant après rouge; il éprouve des battements précipités dans la poitrine, porte la main à la région précordiale en disant

« j'étouffe », sort rapidement au grand air et revient calmé. Il n'y a pas eu de perte de connaissance.

30 janvier 1887. La situation est très bonne. Nous avons remplacé la digitale par la caféine : il en a pris 0,50 par jour du 10 au 20 courant. Il la supporte très bien. La circulation est régularisée, le pouls est plein, pas de palpitations.

2 avril. Par... n'a plus eu une seule attaque depuis le 12 décembre. Les vertiges eux-mêmes sont très rares. Nous lui avons fait prendre de la caféine à plusieurs reprises quand il éprouvait des malaises, dans le but de prévenir la crise, et nous avons pleinement réussi. Il n'éprouve plus des vertiges nocturnes, depuis qu'il dort la tête haute. Nous avons pu constater l'influence du décubitus dorsal sur la production de cet état vertigineux, car nous l'avons fait naître sous nos yeux en tenant Par... couché pendant une demi-heure pour prendre son tracé sphygmographique.

En somme, l'amélioration est considérable. Par... travaille dans les bureaux de l'économat et va prochainement quitter l'asile.

Ainsi que nous l'avons dit au début, ajoute Lemoinne, le fait le plus curieux et qui nous a mis sur la voie, c'est la production du vertige par la position horizontale. Nous devons supposer qu'elle l'amène en favorisant la congestion du cerveau.

Observation XXX (résumée), d'après Ball.

Insuffisance et rétrécissement mitral. Accidents de folie cardiaque.

Jeune homme de 28 ans, pris durant son service militaire (fait en Algérie et au Tonkin), et à la suite d'une fausse alerte, de violentes palpitations de cœur.

Avant cette époque il avait contracté les fièvres iutermittentes en Algérie, et une insolation à Formose.

Au Tonkin, dysenterie prolongée.

Depuis six mois, douleurs rhumatismales peu accentuées, dans le genou, le coude et la hanche du côté gauche.

Lésion cardiaque (vraisemblablement antérieure) caractérisée par un souffle systolique et un dédoublement du deuxième bruit. Augmentation légère de la matité précordiale.

Pas de congestion pulmonaire. Pas d'œdème.

De temps en temps, vertige, étourdissements avec tintements d'oreilles.

Rentré en France et nommé fonctionnaire dans une administration, il commence à éprouver des troubles nerveux de nature hystérique. Il est pris sans raison d'un violent besoin de pleurer, et peu à peu devient mélancolique, craint de mourir; devient d'une pusillanimité très grande pour lui et les siens.

Depuis deux mois, accentuation de ces troubles qui prennent un caractère d'impulsion spontanée. Envie de suicide lorsqu'il passe près d'une rivière. Fait important, les impulsions morbides sont toujours accompagnées ou précédées de violentes palpitations avec constriction douloureuse de la poitrine et dyspnée intense. Ces accidents se produisent surtout lorsqu'il est debout et se penche en avant (anémie bulbaire vraisemblable). Ils disparaissent lorsqu'il est étendu dans le décubitus dorsal. Ses impulsions morbides disparaissent en même temps.

Cette observation offre un réel intérêt, car les relations semblent des plus étroites entre les accidents cardiaques et les manifestations nerveuses. Il s'agit dans ce cas d'un homme vigoureux, ne présentant aucun antécédent héréditaire au point de vue mental, qui, fatigué, il est vrai, par de nombreuses maladies, mais surtout atteint d'une lésion organique du cœur, présente, lors de ses crises de palpitations, de véritables impulsions criminelles. Pour

Ball, il y a ici la réunion des deux conditions nécessaires pour produire une folie cardiaque, à savoir une affection organique et une prédisposition cérébrale congestive. Le repos et la médication tonique cardiaque ont assez rapidement amélioré tous ces accidents.

OBSERVATION XXXI, rapportée d'après BALL.

Insuffisance et rétrécissement mitral. Accidents de folie cardiaque.

Femme âgée de 74 ans, dont l'histoire est à peu près inconnue. Entrée il y a quelques jours à l'hôpital Laënnec, elle se fait remarquer par la bizarrerie de ses allures. A peine arrivée, elle réclame sa sortie. Pendant la nuit elle se lève et marche en poussant des lamentations bruyantes.

Le facies est vultueux, les lèvres cyanosées ; elle accuse une céphalée occipitale intense, et de violentes palpitations cardiaques. Le pouls est régulier et assez fort, les pieds ne sont pas enflés.

Cœur. Souffle systolique de la pointe, dédoublement du deuxième bruit.

Au dire de sa belle-fille, cette femme, qui n'a jamais eu d'habitudes alcooliques, a toujours été assez bizarre. Elle est sujette à des insomnies, à des rêves pénibles. Depuis quelque temps, ses actes sont devenus plus inquiétants. On l'a trouvée à plusieurs reprises en train d'enjamber l'appui d'une fenêtre. Depuis trois mois, elle est très agitée, pousse des cris aigus.

Chaque fois qu'elle est menacée de sa crise d'agitation, elle la prévoit par de violents battements de cœur, par des sueurs abondantes, et un besoin irrésistible de mouvement.

Au moment de son entrée à Sainte-Anne, très vive agitation. Depuis le 17 mai, et sous l'influence de la digitale et de la médication bromurée, elle est devenue beaucoup plus calme.

Néanmoins l'insomnie persiste et elle veut s'en aller. Elle n'a
pas d'hallucinations

D'après Ball, il s'agit ici d'un cas évident d'excitation
maniaque intermittente d'origine cardiaque, offrant un
caractère spécial qui permet de le ranger parmi les observations de folie cardiaque.

§ 2. — Maladies aortiques et névroses.

Les observations de névropathies survenant au cours
des lésions de l'orifice aortique sont moins nombreuses.
Leur petit nombre tient-il à la rareté même des troubles
nerveux en pareil cas ; la chose est probable, car il se
peut expliquer par l'âge auquel les lésions aortiques
atteignent le maximum de leur évolution clinique, âge où
les troubles nerveux de nature névropathique sont plutôt
rares.

Les faits que nous rapportons plus haut ont trait pour
la plupart à des personnes jeunes, chez lesquelles les
lésions aortiques, qu'il s'agisse de rétrécissement, d'insuffisance pure ou de lésions associées, paraissent dues à
une endocardite plus qu'à de l'endartérite, si nous en
exceptons les observations de Leclerc, de Hirtz et d'Albot.

Seules, l'hystérie et la neurasthénie ont été signalées
dans tous ces cas.

α) **Insuffisance aortique.** — L'observation suivante,
recueillie dans le service du professeur Potain, a trait à
une insuffisance aortique pure survenue sans maladies

infectieuses antérieures chez une femme depuis longtemps nerveuse.

L'absence de toute étiologie, la latence des accidents
cardio-vasculaires ne permettent guère d'apprécier
exactement le début de la maladie du cœur.

OBSERVATION XXXII (résumée), recueillie dans le service du
professeur POTAIN.

Diagnostic : Insuffisance aortique chez une femme nerveuse.
Exophtalmie.

H. E..., 45 ans, couturière, entre salle Sainte-Adélaïde, le
16 mai 1885.

Antécédents héréditaires. — Rien à signaler.

Antécédents personnels. — Réglée à 17 ans. Enfance sans
aucune maladie ; à 18 ans céphalées fréquentes, suivies de troubles de la vue, de vertiges. Depuis fort longtemps, douleurs
dans les genoux et les épaules. Très nerveuse, mais jamais de
crises.

Il y a quatre ans, palpitations, oppression la nuit, vertige,
douleurs de tête, troubles de la vue. Quand elle est couchée,
bruit de diable dans les oreilles. Douleurs dans la région précordiale, engourdissements dans les doigts, névralgie cervicale
à droite.

Après le repas, gêne dans la région épigastrique et précordiale. D'après la malade, ses yeux saillent plus hors de l'orbite.

Cœur. Souffle diastolique très intense de la base. Signes circulatoires périphériques d'insuffisance.

Les trois observations suivantes ont trait à des faits
de neurasthénie survenue au cours de la maladie du
cœur :

OBSERVATION XXXII, rapportée par HIRTZ.

Insuffisance aortique. Nervosisme.

L. F..., 25 ans, entrée à la Charité, le 11 décembre 1875.

Mère morte d'une affection cardiaque en 1870. Première atteinte de rhumatisme articulaire aigu avec délire. En 1872, deuxième crise ; en mai 1875, douleur très vive au niveau du sein gauche ; depuis, oppression, bourdonnements d'oreille, sensations vertigineuses, étincelles dans les yeux, fréquents maux de tête.

Elle est très impressionnable, toutefois elle n'a jamais eu d'attaques de nerfs.

A son entrée à l'hôpital :

Cœur. Hypertrophie des cavités gauches, double souffle au niveau de l'orifice aortique se prolongeant dans le grand silence.

Pouls de Corrigan.

La malade se désole et se lamente sur son état. Elle est devenue très irritable, triste, maussade.

OBSERVATION XXXIV (résumée), rapportée par HIRTZ.

Insuffisance aortique. Nervosisme.

C. G..., 40 ans, giletière ; entrée le 21 décembre 1876 dans le service du professeur Lasègue, à la Pitié. Pas d'antécédents rhumatismaux. Pas d'alcoolisme. En septembre 1876, elle ressentit des palpitations fréquentes et les premières atteintes d'une angine de poitrine dont les symptômes s'accusèrent depuis.

En même temps elle s'apercevait d'un changement dans son caractère, assez notable pour que la famille en fit la remarque ; elle pleurait avec la plus grande facilité.

Elle entre à l'hôpital.

Cœur. Hypertrophie, dilatation aortique, souffle systolique à la base ; souffle diastolique. Pouls de Corrigan.

La malade est d'humeur sombre ; elle est contrariée par tout ce qui lui arrive ; très facilement irritable, se plaignant de tout et ne pouvant s'accorder avec personne dans la salle. Elle pleure fréquemment. Céphalée persistante, obnubilation de la vue.

OBSERVATION XXXV (résumée), rapportée par LIMBO.

Insuffisance aortique et nervosisme.

Femme de 22 ans, institutrice.

Dès l'âge de 5 ans, essoufflement facile ; violentes palpitations, fréquentes et abondantes épistaxis jusqu'à l'âge de 19 ans, où seulement s'établit la menstruation.

Il y a trois ans, rhumatisme articulaire.

Cœur. Hypertrophie des cavités gauche ; double souffle au niveau de l'orifice aortique. Battements des carotides. Pouls de Corrigan.

Cette femme est très impressionnable ; elle ressent vivement toute contrariété. Elle est sujette à certaines attaques pendant lesquelles, conservant sa connaissance, elle perd l'usage des membres et de la parole.

β) **Rétrécissement aortique.** — Les observations de Limbo et de Leclerc, bien qu'isolées, témoignent de l'existence des névroses au cours du rétrécissement aortique.

OBSERVATION XXXVI, rapportée par LIMBO.

Rétrécissement aortique. Nervosisme.

X..., employé de bureau, 27 ans.

A 15 ans, scarlatine suivie de rhumatisme.

Depuis deux ans, palpitations, oppression.

Fréquents étourdissements quand, après s'être penché vers le

sol, il relève la tête ; quelquefois céphalalgie, vertiges, bourdonnements d'oreille surtout le matin.

Insomnie fréquente, cauchemars ; hallucinations visuelles,
suivies parfois de cris ou de sanglots.

Caractère beaucoup modifié, il est devenu plus sensible, plus
excitable et soupçonneux, ne peut souffrir la moindre contradic-
tion. Visage pâle ; intelligence développée ; le malade aime beaucoup la lecture, mais ne peut fixer longtemps son attention sur
un livre sans se fatiguer les yeux et l'esprit.

Cœur. Souffle systolique de la base. Pas d'irrégularités des
battements.

OBSERVATION XXVII, rapportée par LECLERC. Thèse de
Paris, 1887.

*Hystérie dans la ménopause. Angine de poitrine probablement
hystérique, malgré l'existence d'un rétrécissement aortique
et d'athérome de la crosse.* (LANDOUZY. *Progrès médical*, 1883.)

Il s'agissait d'un accès sévère qui avait éclaté brusquement
chez Mme K.... Or, nous avions, un an auparavant, été consulté
dans notre cabinet par cette dame, dont nous soignons déjà la
plus grande partie de la famille.

Cette dame, fort intelligente, curieuse plus que soucieuse de
choses de sa santé, nous consultait pour des palpitations qui
la prenaient sans cause, le plus souvent à propos d'un effort,
et commençaient à lui rendre pénible la montée des escaliers.

Nous trouvâmes chez cette dame, fille, sœur, tante, mère
d'arthritiques incontestables, arthritique elle-même, un rétrécissement sus-aortique, en même temps que des signes d'athérome de la crosse. Mme K..., à cette époque, ne nous paraissait
pas manifestement nerveuse. A quelque temps de là, à propos
de la ménopause, elle présente une série d'accidents nerveux
des plus manifestes : météorisme subit et exorbitant, crises de
larmes, crises de rires, œsophagisme, névralgies mobiles, para-
plégie transitoire et soudaine, accès de palpitations, accès de

congestion pulmonaire sans fièvre, accès de pertes de mémoire, accès de difficulté de parole, petites crises convulsives, etc.

C'est sur ces entrefaites qu'elle fit une attaque sévère d'angine de poitrine, qui m'effraya d'abord d'autant qu'un de ses beaux-frères avait succombé à une angine de poitrine entée sur une cardiopathie diagnostiquée par Trousseau, et que, derrière cette angine de poitrine, j'entrevoyais le rétrécissement aortique, dont la confirmation formelle fut donnée depuis par un de nos maîtres.

La lésion aortique, grâce au traitement sévère, dans lequel les révulsifs ont eu la part prépondérante, s'est amendée ; en revanche, la neurasthénie s'est accentuée ; entre temps, est survenu un diabète, et, à plusieurs reprises, sans cause apparente, sans que l'état organique cardio-vasculaire parût changé, de nouveaux accès d'angine de poitrine ont saisi la malade, au repos, dans son lit, et sont venus se mêler à la série déjà si nombreuse des troubles hystériques dont elle continue à souffrir par intervalles.

J'avoue qu'aujourd'hui, je m'effraye moins de ces crises d'angine de poitrine, enclin que je suis à les voir conditionnées plus par son nervosisme que par sa lésion cardiaque.

γ) **Maladie aortique. (Insuffisance et rétrécissement.)** — Les observations de Giraudeau, d'Albot, de Hirtz, appartiennent à des faits d'hystérie et de neurasthénie ; nous n'avons pu trouver signalé aucun cas d'épilepsie ou de folie cardiaque.

OBSERVATION XXXVIII (résumée), rapportée par GIRAUDEAU.
Semaine médicale, 1895.

Double lésion aortique. Hystérie.

Homme d'une quarantaine d'années qui porte comme reliquat d'une fièvre typhoïde une double lésion aortique. On peut constater chez lui tous les signes de cette lésion vasculaire, à l'exclusion du double souffle crural. Les troubles fonctionnels en revanche sont réduits au minimum : ils se bornent à la pâleur de la face et à des vertiges apparaissant surtout lorsque le malade passe de la position horizontale à la position verticale. Indépendamment de cette affection cardiaque cet homme présente une hémiplégie droite avec contracture ; celle-ci offre cette particularité qu'elle disparaît presque au lit pour se manifester quand il marche. Le pied droit se renverse alors en varus équin et la marche en est considérablement gênée. A la main la contracture laisse deux doigts libres, le pouce et l'index, ce qui permet à cet homme d'écrire, de dessiner malgré la contracture de son avant-bras et de son bras. A la face, hémispasme glosso-labié des plus nets ; à l'état de repos, moitié droite de la lèvre supérieure animée d'une série de petites secousses spasmodiques qui tendent à la tirer en haut. Enfin toute la moitié droite du corps est le siège d'une hémianesthésie complète qui porte à la fois sur la sensibilité générale et sur la sensibilité spéciale.

Cette hémiplégie hystérique serait survenue il y a quelques années à l'occasion d'une attaque apoplectique qui aurait duré près d'une heure. D'abord incomplète, elle se serait complétée quelques mois plus tard à l'occasion d'une seconde attaque ; depuis elle n'aurait jamais subi de modifications.

OBSERVATION XXXIX, rapportée par ALBOT. Thèse de doctorat, 1890.

Névropathie et cardiopathie héréditaires. Hystérie. Angine de poitrine hystérique. Rétrécissement aortique. Ectasie aortique. Guérison des accès angineux.

Mme A..., âgée de 48 ans, appartient à une famille de névropathes et de rhumatisants.

Antécédents héréditaires. — Frère mort de paralysie, mère

rhumatisante, morte de cardiopathie. Bien qu'elle semble présenter les attributs d'une bonne santé, elle souffre depuis longtemps, et fait avec une complaisance et une prolixité spéciale aux névropathes, le récit de ses misères dont le début remonte à cinq ou six ans. A cette époque, elle a souffert de palpitations extrêmement violentes survenant par accès de puelques minutes et accompagnées de malaise général.

Ces accès se répétaient avec une fréquence variable et l'examen du cœur, pratiqué dès le début, n'a pas donné la clef de ces troubles fonctionnels ; mais depuis cette époque, son médecin, M. Dreyfous, entendit cependant à diverses reprises un souffle systolique à la région aortique qui ne paraissait nullement lié à un état anémique.

Il y a un an et demi, après avoir eu un eczéma généralisé, elle fut sujette à des pertes abondantes au moment des époques, accompagnées toujours de quelques troubles nerveux; tendances aux pleurs, attaques de nerfs, douleurs assez vives à la partie nférieure de la région rachidienne. Celles-ci du reste existent en dehors de la période cataméniale; elles consistent dans une sensation de brûlures ou d'élancements qui se propagent aux deux cuisses ou seulement à la cuisse droite. Là, elles sont surtout localisées au pourtour de la hanche et occupent parfois le mollet. La malade présente encore des nodosités d'Héberden aux deux mains, qui sont grasses, potelées, comme on le voit habituellement chez les arthritiques.

L'année dernière, pour la première fois, elle ressentit dans la région du cœur, des crises angineuses, dont les caractères rappellent ceux de l'angine de poitrine vraie, mais avec des différences sensibles. Ainsi ces accès ne sont jamais influencés par la marche ou par un effort ; ils surviennent spontanément sans cause, le plus souvent à heure fixe pendant la nuit, vers trois heures du matin, et dans la journée de 2 à 3 heures de l'après-midi ; parfois cependant, les crises surviennent à 11 heures du du soir, et le matin au réveil ; elles remplacent les accès de la nuit et de la journée, ou se surajoutent à eux. Subitement, elle est prise d'une vive douleur à la région moyenne du cœur, au niveau des deuxième et troisième espaces intercostaux gauches, jusque vers la région mammaire, avec irradiations au cou ou au bras gauche, avec sensation de barre présternale et peu d'angoisse ; le nez, le pavillon de l'oreille, les lèvres deviennent très pâles, les extrémités se refroidissent, pour faire place à la fin de l'accès à la rougeur de la face et à la chaleur de la peau.

Les irradiations douloureuses se font sentir au cou, à l'estomac, au bras.

Au cou, la malade éprouve une sorte de constriction, une sorte de spasme, rappelant la sensation de boule hystérique.

A l'estomac, au moment des accès apparaît une douleur vive avec dyspnée, sans aucun rapport avec l'ingestion alimentaire, mais le plus souvent contemporaine de l'oppression sternale ; elle existe même parfois à l'état isolé, lorsque la douleur précordiale fait presque complètement défaut. Quant à la douleur du bras, elle consiste dans une gêne constrictive sans rapport avec le trajet anatomique d'un nerf, et n'occupant point toute la longueur du membre, de sa racine au petit doigt, quoique la malade se plaigne parfois de sensation de fourmillements dans les doigts de la main gauche

Aucun phénomène critique n'annonce la fin de l'accès, qui a une durée variant de une demi-heure à une heure.

Mais les crises se répétant depuis huit jours, et ayant acquis une intensité de plus en plus grande, je constate une légère augmentation de la matité aortique, qui mesure environ 6 centim., et l'existence d'un souffle systolique à la base du cœur, ayant son maximum à la partie interne du deuxième espace intercostal droit, à timbre saccadé et parcheminé.

En m'appuyant sur ces caractères, je conclus à l'existence d'une petite ectasie aortique, avec léger rétrécissement de l'orifice, et rejettais l'idée qui avait été émise d'un bruit de souffle extra-cardiaque. Dans tous les cas, j'affirme la nature bénigne des accidents, et je porte le diagnostic de pseudo-angine hystérique. Depuis deux ans, ce diagnostic a du reste absolument été confirmé.

OBSERVATION XL, rapportée par HIRTZ.

Lésion aortique. Nervosisme.

C. A..., 60 ans, entrée le 1er décembre 1875, dans le service du professeur LASÈGUE.

Antécédents héréditaires. — Père mort fou à 68 ans; pas d'antécédents rhumatismaux.

Le 29 mars 1871. A la suite d'une vive frayeur, elle éprouve une violente commotion suivie d'une crise avec délire.

Depuis elle est sujette à de fréquents accès d'étouffement et à des troubles intellectuels. Ces crises se rapprochent de plus en plus.

État actuel. — Malade pâle, amaigrie, léger œdème des membres inférieurs.

Cœur : Impulsion énergique. Hypertrophie très accentuée.

Double lésion aortique. Athérome généralisé.

La malade présente une surexcitation morale particulière, attentive à tout ce qui l'entoure, son esprit est toujours inquiet, susceptible; elle est devenue très irritable. La moindre contrariété l'émeut vivement, elle s'anime avec la plus grande facilité, raconte toujours les mêmes épisodes de sa vie, verse facilement des pleurs. La mémoire est quelquefois atteinte et souvent elle cherche longtemps sans le trouver un objet qu'elle vient de déplacer. La moindre fatigue lui est intolérable; elle s'assoupit facilement dans la journée.

§ 3. — **Lésions orificielles complexes et névroses.**

Les névroses se rencontrent au même titre, avec la
même évolution et dans les mêmes rapports de causalité
au cours des lésions valvulaires complexes. Les observations suivantes en font foi. Elles ont trait surtout à
des cas d'hystérie, mais il semble bien que parmi les
troubles psychiques que l'on a parfois signalés, certains
méritent d'être rangés sous l'étiquette neurasthénie
(obs. pers.).

L'association des lésions aortiques aux lésions mitrales
ne paraît pas modifier d'une façon appréciable la nature
même des accidents neuropathiques.

OBSERVATION XLI rapportée par ARMAINGAUD (*Société de
médecine et de chirurgie de Bordeaux*, 1878).

Diagnostic. Insuffisance et rétrécissement aortiques. Hystérie.

M. X..., âgé de 34 ans, fonctionnaire. Tempérament lympha-
tique, nerveux. Convulsions pendant sa première enfance; fièvre
typhoïde à 17 ans. Excès d'onanisme jusque vers 16 ans. Toujours d'un tempérament très impressionnable.

A 19 ans, rhumatisme articulaire aigu généralisé avec endocardite. A 27 ans, nouvelle atteinte de rhumatisme aigu et
d'endocardite. Séjour de deux mois dans une maison de santé.
A cette époque et depuis anémie progressive.

Signes manifestes de lésion aortique et mitrale.

Oppression, palpitations fréquentes, dyspnée d'effort.

Augmentation de la matité précordiale. Aucun symptôme
d'asystolie.

Trois mois après, projet de mariage pour lequel il vient me demander un avis que je crois devoir réserver.

Se marie quand même et durant les premiers temps sa santé paraît s'améliorer.

Mais un surmenage causé par de nombreuses soirées, fit réapparaître la dyspnée d'effort et les palpitations.

Tous les jours, accès intense de dyspnée, avec petitesse du pouls et symptômes d'anémie cérébrale très marquée, vertiges, sensation de vide cérébral, impossibilité de se livrer à aucun travail, affaiblissement de la mémoire, aphasie passagère.

Un jour je suis appelé en toute hâte auprès de M. X..., qui venait d'avoir une crise de nerfs, sorte de crise avec convulsions hystériformes survenue après mauvaise nouvelle.

A partir de ce jour, répétition de ces crises deux ou trois fois par semaine durant un mois et demi.

Pendant l'intervalle des accès les symptômes de nervosisme antérieur, l'irritabilité du caractère, la mobilité des déterminations, les changements brusques et non motivés d'humeur, se sont accentués d'avantage,

Enfin dernièrement, je me trouvais, pour la première fois, auprès du malade pendant une crise convulsive, qui dura un quart d'heure, crise limitée aux quatre membres sans perte de connaissance, mais avec une sorte de défaillance ; l'accès se termine par une crise de larmes ; en un mot, je vis se reproduire sous mes yeux le tableau fidèle des symptômes que le malade et sa famille avaient décrits avec exactitude.

Mon diagnostic : *Convulsions hystériques d'origine cardiaque*, était, je crois, nettement confirmé.

Conclusions. — Cette observation est un exemple du lien pathogénique qui rattache les accès d'hystérie aux lésions cardio-aortiques, et du rôle important que joue l'anémie cérébrale dans la physiologie pathologique de l'accès.

Observation XLII, empruntée à M. le professeur Potain.

Insuffisance mitrale avec léger degré de rétrécissement mitral.
Insuffisance aortique. Hystérie motrice.

Homme de 20 ans, entré dans le service, salle Bouillaud, lit n° 12.

Antécédents héréditaires. — Rien de particulier à noter.

Antécédents personnels. — N'a eu aucune affection spéciale de l'enfance, a toujours joui d'une excellente santé ; il était capable de se livrer à tous les exercices physiques sans ressentir aucune incommodité ; il n'a eu ni rhumatisme ni syphilis. Il y a cinq mois, s'étant couché fort bien portant, il fut réveillé brusquement au milieu de la nuit par un accès de suffocation ; il perdit alors connaissance pendant une heure environ ; à son réveil on constata une hémiplégie droite avec aphasie. Deux jours après, la parole était revenue et quelques mouvements commençaient à se manifester dans les membres atteints : en cinq jours les accidents avaient complètement disparu. Depuis ce moment, le malade est facilement essoufflé, il ne peut accomplir un effort de quelque importance sans être pris d'oppression et d'angoisse. Il y a quelques jours, nouvelle perte de connaissance avec hémiplégie droite, et c'est ce dernier accident qui parut fort alarmant .

Très rapidement la paralysie disparut.

Examen actuel. — Homme d'une belle apparence, sans pâleur marquée, ni cyanose.

Pouls calme à 72. Température normale.

Cœur : pointe déviée de 2 centim. en dehors et 7 centim. au-dessus du mamelon, matité de l'organe très augmentée à 145 centim. carré dans sa totalité. A l'auscultation souffle systolique siégeant exactement à la pointe, se propageant dans l'aisselle ; la diastole n'est pas silencieuse, elle est remplie par un bruit spécial véritable bruit de roulement.

A la base, souffle diastolique faible, léger, profond, aspiratif, à tonalité haute dont le maximum est dans le deuxième espace sur le bord droit du sternum. Il s'agit donc vraisemblablement d'une double insuffisance aortique et mitrale, cette dernière se compliquant d'un léger degré de rétrécissement de l'orifice auriculo-ventriculaire.

A l'auscultation de l'artère fémorale, double souffle, peu accentué il est vrai.

En poursuivant l'examen, on se rend compte que le côté droit a été le siège de deux attaques de paralysie.

A aujourd'hui recouvré le libre usage de ses membres, et présente une anesthésie totale et absolue au toucher et à la douleur. A la face, on constate les signes sensoriels qui accompagnent habituellement ces sortes d'anesthésies ; le champ visuel est très notablement rétréci du côté droit ; le goût, l'odorat, l'acuité auditive sont presque abolis. Il n'y a nulle part ailleurs d'autres troubles de la sensibilité ; pas d'hyperesthésie localisée, pas de zones douloureuses à la pression, pas de points hystérogènes.

Dans cette observation les troubles hystéro-moteurs paraissent en rapport étroit avec la cardiopathie. On n'a noté en effet aucun antécédent héréditaire ou personnel de nature névropathique.

OBSERVATION XLIII (personnelle), recueillie dans le service du professeur POTAIN.

Lésions complexes. Hémianesthésie.

G. L..., 38 ans, mouleur en bronze, entre le 26 juillet, salle Bouillaud, n° 14.

Antécédents héréditaires. — Père rhumatisant, mort d'une pleurésie à l'âge de 64 ans ; mère bien portante, elle est âgée de 62 ans. Pas de frères ni sœurs.

Antécédents personnels. — Marié et père de deux enfants,

tous les deux morts de méningite, l'un à l'âge de 5 ans, l'autre à 3 mois.

Il n'eut aucune maladie dans son enfance ; pendant son service militaire, qu'il faisait en 1879, il fut atteint de rhumatisme articulaire aigu à répétition ; il fut alors, à la suite, réformé pour une lésion du cœur, et en 1894 se manifestèrent les premiers accidents cardiaques avec douleur précordiale, oppression, un peu d'étouffement quand il faisait des efforts ; depuis cette époque, alternatives de guérison et de rechutes jusqu'en 1895, époque à laquelle survint un gonflement considérable des jambes qui a disparu actuellement. Dans la même année, paralysie légère du côté droit, et trois mois après pleurésie du même côté qui mit six mois pour se résorber.

Aujourd'hui il vient à l'hôpital pour ses palpitations du cœur et des symptômes nerveux qui le font beaucoup souffrir.

État actuel. — Albumine dans les urines.

Le pouls, très petit, irrégulier, inégal, donne 88 pulsations à la minute. P. A., 11-16.

Battements hépatiques très marqués, le foie descend jusqu'à 2 centim. au-dessous de l'ombilic. Pouls veineux jugulaire très peu accentué.

Cœur un peu dilaté, souffle systolique d'insuffisance tricuspidienne ; souffle systolique à la pointe.

Troubles nerveux de nature neurasthénique, sans manifestations hystériques avec tristesse, inquiétude, céphalée persistante, aggravation apparente des troubles fonctionnels cardiaques.

Diagnostic : Insuffisance mitrale ; insuffisance tricuspidienne, peut-être un rétrécissement mitral. Neurasthénie.

OBSERVATION XLIV (personnelle résumée), recueillie dans le service du professeur POTAIN.

Diagnostic : Maladie mitrale. Insuffisance aortique. Hystérie.

Marie B..., 29 ans, domestique.

Antécédents héréditaires. — Rien à signaler.

Antécédents personnels. — Dyspnée d'effort dès sa première enfance. Réglée à 14 ans, à 15 ans suppression de règles ; elle eut alors du délire, voulut se jeter par la fenêtre. Elle entendait des voix. Elle fit un séjour d'un an dans le service de M. Voisin, à la Salpêtrière. Pendant son séjour, hématémèses répétées. Sort de la Salpêtrière guérie de son délire ; règles restent supprimées, deux mois après ménorrhagie avec fièvre, palpitations ; elle reste alitée quatre mois.

Depuis, exagération de la dyspnée d'effort.

A plusieurs reprises, léger gonflement douloureux des articulations tibio-tarsiennes.

Le soir de son entrée dans le service, la malade se plaint d'une sensation d'étouffement, de boule. Quelques heures après elle est prise d'une crise de nerfs, se débat, se jette hors du lit, pousse des cris. Le lendemain, calme revenu, disparition des étouffements.

Cœur : Souffle systolique à la pointe à propagation axillaire, à la base, le long du bord sternal. Souffle diastolique, doux, aspiratif. Cœur un peu gros ; augmentation des cavités gauches et droites.

Rien aux poumons.

Deux jours après, nouvelle attaque. La malade se plaint de douleurs vives le long du nerf sciatique droit.

La malade sort quelques jours après.

OBSERVATION XLV (résumée), recueillie dans le service du professeur POTAIN.

Diagnostic : Insuffisance mitrale. Insuffisance et rétrécissement aortique. Hystérie vraisemblable.

P..., forgeron. Sans *antécédents héréditaires ou personnels.* Excellente santé jusqu'à il y a trois ans.

Depuis cette époque le malade est sujet à des pertes de connaissance complète, qui lui surviennent de temps en temps, surtout quand il marche vite.

Il sent, après une certaine sensation de contraction thoracique, que la perte de connaissance va venir, il a souvent le temps de s'appuyer pour ne pas tomber. Sorti de sa crise, il ne se rappelle de rien.

A été trouvé hier sur la voie publique, au milieu d'une de ces attaques.

Pas d'émission d'urines involontaire, pas de morsure de la langue. Pas de palpitations.

Cœur : Lésion aortique double. Insuffisance mitrale.

OBSERVATION XLVI (résumée), recueillie dans le service du professeur POTAIN.

Diagnostic : Rétrécissement mitral. Insuffisance et rétrécissement aortique. Dilatation de la crosse aortique. Angine de poitrine d'origine hystérique. Antécédents nerveux.

G. P..., 38 ans, interprète, entre salle Bouillaud, n° 5, le 9 octobre 1889.

Antécédents héréditaires. — Père mort de complications urinaires.

Mère neuro-arthritique. Une sœur rachitique, une morte dans les convulsions.

Antécédents personnels. — Convulsions jusqu'à 4 ans. Rougeole et fièvre typhoïde à 11 ans. Première attaque de rhumatisme articulaire à 18 ans ; deuxième à 22 ans, étant au régiment ; à 23 ans variole ; à 26, troisième attaque de rhumatisme ; à 24 ans, après la mort de son père, vives contrariétés. Sorte d'attaque de folie, dure trois semaines, hallucinations. Nouvelles attaques de rhumatisme polyarticulaire.

Depuis déjà longtemps, oppression, dyspnée d'effort. Épistaxis, vertiges fréquents.

Depuis deux ans, douleurs dans la région précordiale avec irradiations dans le cou, dans le bras gauche, avec engourdisse ment passager survenant sous forme de crises, parfois s'accompagnant de perte de connaissance. Crises surviennent, au repos comme après la marche, le matin au réveil ou la nuit.

Cœur : Signes nets de lésion aortique double et de rétrécissement mitral léger. Sort amélioré.

Observation XLVII (résumée), recueillie dans le service du professeur Potain.

Diagnostic : Insuffisance mitrale. Double lésion aortique. Hystéro-épilepsie probable.

G. L..., 30 ans, garçon boucher, entré salle Bouillaud le 22 juillet 1889.

Antécédents héréditaires. — Père et mère vivent bien portants.

Antécédents personnels. — Bonne santé dans l'enfance. Il y a cinq ans, rhumatisme généralisé, soigné à Saint-Louis (Sénégal). A la suite, réforme pour affection cardiaque. Bientôt, essoufflement, sensations d'étouffement la nuit.

Il y a deux ans, deuxième crise rhumatismale, qui dure cinq mois, soigné dans le service du Dr Luys, à la suite, dyspnée d'effort plus grande.

Depuis quelques jours, essoufflement plus marqué, palpitations. Depuis la dernière attaque, malade sujet a des pertes de connaissance, dont la première a paru cinq ou six mois après le rhumatisme. Ces pertes de connaissance débutent par de l'oppression, une sensation de constriction thoracique ; cette douleur s'irradie dans l'épaule gauche et dans la sphère du cubital : quelques secondes après le malade tombe à terre sans pousser de cris, la face blémit ; le malade se réveille sans savoir ce qui s'est passé.

Dans d'autres attaques la perte de connaissance s'accompagne de convulsions. Ces attaques se produisent au début tous les huit ou dix jours, à l'heure actuelle trois ou quatre fois par semaine ; elles se produisent aussi bien la nuit que le jour.

Cœur : Signes nets de maladie aortique, souffle systolique de la pointe, symphyse péricardique.

Rétrécissement tricuspidien associé au rétrécissement mitral. — Nous avons tenu à mentionner à part les deux observations suivantes, qui ont trait à l'association d'une maladie du cœur droit, *rétrécissement tricuspidien*, à une maladie du cœur gauche, *rétrécissement mitral pur* ou lésion aortique et mitrale. Les rétrécissements, tricuspidien et mitral sont fréquemment réunis, comme en témoignent les observations de Leudet, soumis qu'ils sont tous deux à une étiologie plus spéciale (Potain, Teissier). Il convenait, pour cette raison, de rechercher si les névroses se rencontrent fréquemment au cours de cette association morbide.

Dans la thèse de Leudet, nous n'avons pu recueillir que deux faits où les manifestations nerveuses ont été signalées. Il est à supposer que les documents deviendront plus nombreux à mesure que ces recherches se feront de plus près.

Au dire du professeur Potain toutefois, la présence des troubles nerveux au cours des maladies congénitales (et l'on sait que les maladies organiques du cœur droit le sont le plus souvent) est très rare ; M. Potain ne les a jamais observés chez les sujets atteints de cyanose ; il ne les a rencontrés qu'une fois chez un malade de son service atteint de *rétrécissement pulmonaire acquis*, avec état anémique manifeste.

OBSERVATION XLVIII, empruntée à LEUDET.
Thèse de Paris, 1888.

*Diagnostic : Chorée et pleurésie gauche ancienne. Rhuma-
tisme articulaire léger. Lésion valvulaire aortique. Coarc-
tation marquée de la valvule mitrale et rétrécissement de
la valvule tricuspide. Hystérie.*

Désirée-Aimable G..., 12 ans, entre pour la première fois à
l'Hôtel-Dieu de Rouen, le 16 février 1860. Paraîtrait avoir eu
des rhumatismes articulaires. A commencé à travailler en fila-
ture à 11 ans.

N'aurait de l'agitation des membres que depuis quelques
jours.

A l'entrée, chorée intense principalement du côté droit, plus
dans le bras qu'à la jambe et un peu dans le côté droit de la
face; difficulté pour tirer la langue, réponses incompréhensibles
quoique la malade semble parfaitement comprendre.

28 février. Après les alternatives d'exacerbation et de diminution, les mouvements ont presque entièrement disparu. L'intelligence, très affaiblie, paraît revenue en partie. Toutefois G...
ne peut s'assoir seule et n'est pas exactement maîtresse de la
direction de ses mouvements. L'articulation de la parole fait
chaque jour des progrès.

13 mars. Depuis deux jours, oppression, appétit diminué, un
peu de toux sans expectoration. Matité très marquée. Égophonie. Matité assez étendue, en avant à la partie antérieure de
l'aisselle, se continuant jusqu'à la région du cœur dont les battements sont un peu sourds; le premier est légèrement soufflant.

Traitement. — 1 granule de digitaline, looch blanc, chien-
dent nitré.

Le 17. Diminution de la toux, persistance d'un peu de souffle
dans le tiers postéro-inférieur gauche avec égophonie.

.Le 22. Frottement pleurétique très rude au même endroit, sonorité non modifiée, un peu d'affaiblissement respiratoire.

Sort le 25. Rentre dans le service le 9 juillet 1869. Dans l'intervalle, la malade a été plusieurs fois à l'hôpital pour des accidents qui semblent de nature hystérique. Pertes de connaissance avec mouvements violents. A été près de deux mois sans pouvoir tenir un gobelet à la main.

État actuel. — Rhumatismes articulaires légers soignés par le simple enveloppement avec de la laine. Palpitations depuis quelque temps déjà. Pouls 80. Respiration un peu trachéale. Sonorité un peu exagérée en avant, légèrement tympanique en arrière aux deux bases : râles sonores à cet endroit. Souffle très fort, mais doux, prolongé au premier temps ; maximum à l'orifice aortique propagé en s'affaiblissant vers le bord gauche. Pouls bondissant. Impulsion des artères du cou. Enceinte de trois mois, pas de vomissements. (Tis. de bourrache avec sirop de tolu, poudre de Dower 0,10.)

13 juillet. Vomissements. Un peu moins de toux. Face pâle, lèvres cyanosées, même souffle au premier temps.

Sort le 17. Rentre le 26 juin 1873. Santé assez bonne depuis sa sortie, jusqu'à il y a quatre jours où les palpitations ont beaucoup augmenté, avec vertiges, parfois perte de connaissance absolue, sans mouvements convulsifs, laissant une sensation de faiblesse.

Cyanose des lèvres. Impulsion énergique de la pointe du cœur avec frémissement cataire : frémissement des artères du cou.

Dilatation des jugulaires sans pouls veineux.

Bruits du cœur accélérés ; souffle au premier temps, maximum vers la sixième articulation chondro-costale gauche et diminuant un peu vers l'aisselle, non propagé au cou.

Un peu d'œdème aux mains, pas aux jambes. Pas d'ascite. Impulsion de l'aorte abdominale assez marquée. Saillie légère du foie. Râles crépitants aux deux bases. Affaiblissement général très marqué.

(Julep, 2 gr. chloroforme, tilleul, teint, scille et digitale. V gouttes).

2 juin. Souffle double perçu en dedans de la pointe.

Mort le 1er juillet.

AUTOPSIE. — Épanchement d'un litre et demi, séreux, dans la plèvre droite ; quelques adhérences pleurales au sommet gauche. Poumons noirâtres, gorgés de sang ; pas de tuberculose.

Adhérences générales des deux feuillets du péricarde, celluleuses parsemées de riches lacis vasculaires ; un peu d'épaississement blanchâtre du feuillet viscéral, surtout en avant des ventricules, avec une couche assez épaisse de graisse.

Cœur : Un peu plus volumineux que normalement. Ventricule droit dilaté, surtout dans la région de l'infundibulum. Aucune altération de l'orifice pulmonaire, ni de l'artère elle-même.

Orifice auriculo-ventriculaire droit rétréci, ne laisse passer que deux doigts ; cette sténose est occasionnée par un épaississement du bord libre de la valvule tricuspide qui est d'un blanc jaunâtre, parsemée de quelques épaississements en nodules légèrement saillants sur la face auriculaire. Aucune altération des colonnes charnues de premier ordre et des tendons valvulaires.

Le ventricule gauche offre une capacité presque normale ; parois un peu plus épaissies, flasques, sans ramollissement manifeste.

Valvules sigmoïdes de l'aorte épaissies avec quelques dépôts fibreux, légèrement rigides, non déformées.

Valvule mitrale très rétrécie, laisse à peine pénétrer l'extrémité de l'index ; elle forme un anneau rigide terminant un cône allongé, dont l'extrémité est maintenue immobile par les tendons raccourcis et épaissis. Les deux colonnes charnues de premier ordre sont diminuées de volume ; endocarde blanc, colonnes charnues de deuxième et troisième ordres minces.

OBSERVATION XLIX. — GOODHART. *Brit. med. Journ.*,
23 septembre 1871.

Rétrécissement tricuspidien, rétrécissement mitral. Hystérie.

H..., domestique, 17 ans ; amaigrie, fatiguée, a été en butte
de bonne heure aux mauvais traitements et à une vie pénible.
Pas d'antécédents rhumatismaux.

Antécédents personnels. — Céphalalgie, hémianesthésie
partielle gauche avec parésie.

Battements du cœur fréquents, visibles.

Bruit présystolique distinct, absolument limité à la pointe, à
la partie inférieure du sternum près de son bord gauche, souffle
systolique prononcé plus fort et plus rude que celui de la pointe.

Pouls 90, faible ; anorexie.

Matité cardiaque non augmentée.

A la base, deuxième bruit particulièrement claqué. Mort ;
quelques jours avant, on a entendu un frottement.

AUTOPSIE. — Le cœur pèse 11 onces et demi. Le cœur droit
est légèrement dilaté ; l'orifice tricuspide, à bords arrondis et
séparés comme s'il y avait là une vieille endocardite, n'admet
que deux doigts.

Artère pulmonaire saine.

Oreillette gauche dilatée sans beaucoup d'hypertrophie ; le
ventricule est plein de caillots dont l'un s'étend de l'orifice
auriculo-ventriculaire jusque dans l'orifice des veines pulmonaires. La mitrale admet à peine le bout du petit doigt.

Tuberculose cérébrale et méningée.

Cette jeune fille a présenté, à n'en pas douter, des symptômes de nature hystérique. Mais l'observation ne fait
pas mention de l'époque à laquelle ont débuté les accidents nerveux ou l'affection cardiaque. Il est donc difficile d'établir des relations étiologiques étroites entre la
cardiopathie et l'hystérie.

Dans cette observation comme dans la précédente l'affection du cœur droit n'était pas isolée. Cet exemple rentre donc plutôt dans les faits que nous avons envisagés sous le titre de lésions complexes.

CHAPITRE III

Symptomatologie.

Les documents que nous avons réunis dans le chapitre précédent, montrent que l'association de certaines névroses avec les cardiopathies valvulaires est relativement fréquente. Il convient, en se basant sur ces documents, de rechercher si le tableau symptomatique des névropathies est comparable à celui des névroses dites héréditaires, si les grandes lignes de l'évolution clinique de ces accidents nerveux ne sont pas modifiées en quelque mesure par la maladie du cœur. Il y a lieu d'autre part de se demander si l'intensité de la lésion valvulaire ou la localisation de la lésion jouent un rôle dans la détermination de certaines d'entre les manifestations nerveuses.

Une distinction devait être faite de prime abord entre les cas dans lesquels la névrose a simplement été réveillée par la maladie du cœur, et ceux où la lésion valvulaire a déterminé l'apparition première des troubles nerveux. Cette distinction ne permet pas cependant de trouver des différences appréciables entre les symptômes de chacune de ces variétés, et de même qu'il est difficile d'établir une démarcation marquée entre les hystéries toxiques ou infectieuses et l'hystérie héréditaire, entre

les épilepsies dites symptomatiques et l'épilepsie essentielle, il semble impossible de trouver dans les névropathies cardiaques des caractères qui permettent de les
catégoriser.

Le tableau symptomatique reste en effet sensiblement
le même dans les différents cas, et cette identité peut
encore être invoquée en faveur de l'unité des névroses.
L'hystérie, la neurasthénie se retrouvent avec l'ensemble
de leurs signes fonctionnels ou de leurs stigmates, dont
la prédominance selon les circonstances permet de créer
à chacune de ces névroses de nombreuses modalités. Il
convient toutefois, à l'exemple de Giraudeau, de noter
que certaines de ces modalités se rencontrent plus fréquemment au cours des cardiopathies, prenant parfois
le masque des manifestations inhérentes à la lésion valvulaire, douleur, dyspnée, exagérant dès lors leur intensité et aggravant en apparence le pronostic de la maladie
du cœur.

L'*hystérie* se manifeste sous la forme d'accidents
essentiellement variables et les observations citées témoignent de l'existence possible de l'hystérie convulsive,
de la grande hystérie aussi bien que des formes frustes.
Les troubles moteurs, sensitivo-sensoriels, l'état intellectuel se retrouvent avec leurs variantes. Les troubles moteurs consistent surtout en attaques convulsives atténuées, les grandes attaques étant plutôt rares,
ou en paralysies, accompagnées le plus souvent d'anesthésie. Les troubles sensitifs, associés aux troubles moteurs, souvent isolés, sont caractérisés par des anesthésies, superficielles ou profondes, incomplètes, disséminées

irrégulièrement ou limitées de la façon spéciale que l'on connaît. L'état mental se retrouve avec ses aspects divers particuliers à la femme ou à l'homme atteints de cette névrose : caractère bizarre, emporté, changeant de la femme ; caractère triste, préoccupé, avec tendance à l'isolement de l'homme.

Dans certains cas comme dans l'observation communiquée par le Dr Teissier, il s'agit de l'association d'une maladie en apparence organique du système nerveux, tabes, dont l'hystérie prend parfois le masque, comme l'a démontré le Dr Souques dans sa thèse.

Parfois enfin il s'agit de modalités plus spéciales à la névropathie cardiaque, et directement commandées par la maladie de cœur.

L'angine de poitrine hystérique a pu être ainsi notée, sous sa forme ordinairement légère. La notion de l'angine de poitrine de nature hystérique, indépendante de toute cardiopathie, est due à Millot. Depuis, Bouchut, Charcot, P. Marie, Bernheim, Liégeois, Potain, Landouzy et enfin plus récemment Leclerc ont nettement mis en lumière ses caractères principaux. Les deux formes distinctes décrites par Leclerc se retrouvent : à savoir la forme névralgique et la forme vasomotrice.

Dans la forme névralgique l'accès est caractérisé par une douleur atroce, angoissante, qui part de la région précordiale, ou apparaît à la périphérie dans le petit doigt pour s'irradier vers le cou en suivant le bord cubital du membre supérieur, comme dans l'angor pectoris grave. La peau de la région précordiale peut être le siège d'une hyperesthésie exquise qui se manifeste surtout dans l'intervalle des accès. La forme vaso-motrice s'accuse par la pâleur de la face et du bras, le refroidissement des extrémités et les troubles de la respiration, tantôt précipitée, tantôt rare et irrégulière.

Ces accès se manifestent particulièrement la nuit, leur durée est plutôt courte, mais parfois ils se prolongent de manière à réaliser une sorte d'état de mal angineux. La fin de la crise s'accuse dans certains cas par des rires ou des sanglots ou par une attaque syncopale et convulsive.

Dans les observations que nous rapportons d'après Landouzy, Huchard, il s'agit de crises d'angine survenues chez des aortiques. Dans l'observation d'Albot, la valvule mitrale est seule atteinte. D'après Giraudeau, cette manifestation hystériqne est fréquente chez les mitraux, sous forme d'accès avortés, incomplets, se succédant à de courts intervalles. Dans tous ces cas, il s'agit d'hystériques avérés, chez qui la manifestation clinique est commandée par la lésion du cœur.

Les palpitations peuvent être dues aussi en grand partie au terrain hystérique sur lequel évolue la cardiopathie. Ces palpitations peuvent survenir alors par accès plus ou moins prolongés qui se reproduisent à de courts intervalles sous l'influence de la moindre émotion. Le où la malade éprouve, en même temps que des battements du cœur précipités et violents, de vives douleurs. Parfois, il est vrai, les contractions cardiaques ne sont ni plus fortes ni plus fréquentes, il s'agit de fausses palpitations dues à l'hyperesthésie cutanée que l'on rencontre au niveau de la région précordiale et dont l'apparition peut avoir été favorisée par la maladie de cœur.

La douleur précordiale peut exister à un très haut degré, alors même qu'il n'y a aucune complication péricardiaque. Du fait de l'hystérie il s'agit alors d'une véritable topoalgie avec hyperesthésie cutanée, spontanée ou réveillée par la pression, d'une précardialgie de nature neuropathique (Giraudeau).

L'hystérie peut affecter le masque de la dyspnée cardiaque dont le diagnostic est parfois délicat. Vient enfin l'apoplexie hystérique, manifestation fréquente chez les cardiaques selon Giraudeau et fort capable de prêter à confusion.

La *neurasthénie* cardiaque se manifeste aussi sous les aspects les plus divers. Tantôt il s'agit de formes représentant le syndrome complet ; plus fréquemment on se trouve en présence de modalités plus incomplètes (petite neurasthénie) caractérisée par la présence de quelques-uns seulement des stigmates de la névrose.

L'abattement moral, intellectuel, physique, permettent toujours de reconnaître leur existence ; ce sont ces phénomènes que nous retrouvons le plus souvent dans les observations où est mentionnée l'existence du nervosisme.

Parfois la dépression « du moi » l'idée d'incapacité, d'impuissance peut être poussée à l'extrême, il s'agit des formes graves, proches, des manifestations vésaniques. Dans les formes légères, la fatigue mentale passagère domine, avec cet état d'anxiété toute particulière, cette incapacité de maintenir longtemps son attention à une occupation prolongée ; parfois l'affaiblissement de la mémoire, la céphalée, l'insomnie, la tête lourde et pesante sont aussi signalés.

Mais, contrairement à ce que l'on pourrait supposer, ce n'est pas la forme cardiaque de la neurasthénie que l'on retrouve le plus souvent ; dans les observations que nous avons rapportées nous n'avons constaté aucune de ces algies diverses, angor pectoris, palpitations, tachycardie, susceptibles d'être attribuées à la neurasthénie.

La neurasthénie à forme cardiaque se distingue par son intensité, par la prépondérance des troubles circulatoires ; or, les poussées congestives, les palpitations violentes font défaut dans les documents que nous avons réunis.

Bouveret a cité un seul fait de pseudo-angor chez une femme présentant de l'hystéro-neurasthénie et atteinte d'insuffisance mitrale. Or, dans ce cas en admettant qu'il ne s'agisse pas d'une simple coïncidence, ce que ne dit pas l'auteur, l'existence de l'hystérie suffit à expliquer les troubles angineux.

La forme cérébrale est donc la plus fréquente, mais plus souvent encore il s'agit de cette variété dont Fournier a parlé à propos de la neurasthénie syphilitique, sorte d'état vague dans lequel le malade peut aller et venir, s'occuper, mais se sent rapidement mal à l'aise, a de l'insomnie, présente une impressionnabilité excessive, a ses nerfs en un mot.

Les observations si démonstratives de Lemoinne permettent d'autre part de se rendre compte que la symptomatologie de l'*épilepsie cardiaque* est absolument analogue à celle des épilepsies symptomatiques.

Comme le fait remarquer le professeur Potain, les grandes attaques convulsives sont rares ; le plus fréquemment il s'agit de vertiges ou d'absences transitoires constituant ce qu'on appelle l'épilepsie psychique. Presque toujours il y a une aura, celle-ci parfois même isolée non suivie d'attaque : cette aura peut avoir un point de départ cardiaque. Le malade ressent subitement une douleur violente à la région précordiale sous forme d'angoisse, ou bien le cœur se met à palpiter violemment : bientôt ne tarde pas à apparaître une sensation d'ondée sanguine qui monte vers la tête, étreint le sujet à la gorge, envahit le cerveau et provoque une perte de connaissance le plus souvent sans cri initial. L'attaque qui survient est d'abord tonique, puis quelques instants après, elle devient clonique et les convulsions s'étendent aux deux côtés du corps. Ces grandes attaques, fort rares, comme nous venons de le dire, peuvent avoir une tendance à se répéter fréquemment. Dans une observation de Lemoinne on les vit se reproduire 195 fois en six mois, et s'améliorer sous l'influence du traitement digitalique.

Si les cardiopathies valvulaires déterminent parfois de la torpeur, de l'affaiblissement intellectuel, de la tristesse, que l'on peut attribuer à la neurasthénie, elles peuvent, comme nous l'avons vu entraîner des désordres cérébraux plus sérieux, et créer la folie de toutes pièces.

Cette *folie cardiaque* semble survenir surtout chez les mitraux. Même en dehors de l'asystolie elle se caractérise alors le plus souvent par un délire mélancolique, lié à des conceptions délirantes, à des idées de persécutions qui peuvent pousser le malade à l'homicide, au suicide. A l'époque de l'asystolie, les hallucinations visuelles, les symptómes d'excitation cérébrale (délire vésanique) ou de dépression (torpeur, hébétude) sont fréquents (Legrand du Saulle).

D'après Ball, en outre de la manie et de la mélancolie on peut rencontrer au cours des lésions cardiaques les manifestations vésaniques suivantes :

Le délire hallucinatoire avec interprétation délirante. Les hallucinations peuvent porter sur la vue, l'ouïe, mais plus spécialement sur la vue ; le délire systématisé (obs. de Saucerotte) ; le délire émotif, surtout nocturne.

Or, comme l'a remarqué Ball, cette folie est très fréquemment en rapport avec l'apparition d'albumine dans les urines.

Elle précède par bouffées, pour ainsi dire, chacune des explosions de délire, étant le plus souvent précédée d'une sensation d'angoisse précordiale qui figure une sorte d'aura.

Ball insiste sur la fréquence des impulsions chez les fous cardiaques, impulsions qui se manifestent le plus souvent lorsque les troubles circulatoires s'aggravent.

Les observations citées de Nasse, Corvisart, Raynaud, Ball, Fauconneau, témoignent de l'existence indéniable de ces vésanies cardiaques.

Existe-t-il maintenant un rapport entre la localisation et l'intensité de la lésion valvulaire et la nature où l'intensité de la névropathie? Une conclusion ferme est assurément impossible, même basée sur les documents que nous avons recueillis.

En ce qui regarde l'influence possible de la localisation de la lésion, il convient d'être réservé. Sans doute, les névropathies surviennent plus fréquemment au cours des lésions mitrales ; mais cela ne tient-il pas à ce qu'elles ont été mieux étudiées. Dans les lésions mitrales comme dans les lésions aortiques ou complexes les mêmes accidents avec leurs différentes modalités se peuvent rencontrer. Et cependant il semble que les sujets atteints de lésions aortiques deviennent facilement irritables, présentent un caractère fantasque qui les rend insupportable à leur entourage, alors que les mitraux sont plutôt tristes, abattus, présentent une torpeur intellectuelle plus marquée, une angoisse, une mélancolie profonde.

Quant aux rapports de proportion entre les symptômes nerveux et l'intensité de la lésion, ils font absolument défaut. Les lésions les mieux supportées, les moins graves déterminent des accidents neuropathiques aussi intenses que les lésions complexes qui parfois de leur côté ne provoquent que des manifestations nerveuses très atténuées. Ce manque de proportionnalité s'accuse, il est vrai, surtout dans les cas de névrose réveillée par la lésion du cœur.

CHAPITRE IV

Étiologie. Pathogénie.

L'étude clinique des manifestations nerveuses des malades atteints de cardiopathie soulève forcément un certain nombre de questions se rattachant à l'étiologie et à la pathogénie.

L'étude des conditions dans lesquelles ces névropathies surviennent ou évoluent peut nous conduire à considérer qu'il s'agit soit d'une simple coïncidence, soit d'une association très étroite basée sur un rapport de causalité évident.

Or, la fréquence même de ces troubles nerveux, au cours des différentes lésions valvulaires que nous avons envisagées, ne permet pas, réserve faite de quelques observations, d'admettre qu'il y ait pure association fortuite, pure coïncidence, elle conduit au contraire à admettre un rapport intime, qu'il s'agisse de névroses réveillées par la lésion cardiaque, ou de névroses créées directement par elles.

Le balancement si souvent observé (Potain) entre l'aggravation des symptômes cérébraux et l'aggravation des troubles cardio-vasculaires en est la meilleure preuve.

Quel que soit le moment auquel surviennent ces manifestations nerveuses au cours de la maladie du cœur, qu'ils surviennent au début, comme nous le rappelons plus haut pour les lésions aortiques ou mitrales, qu'ils surviennent à la période asystolique, la subordination des accidents nerveux à la lésion cardiaque paraît évidente.

Il y a plus, car, comme l'a montré Lemoinne, les convulsions peuvent s'atténuer au fur et à mesure que les troubles déterminés par la lésion orificielle qui leur a donné naissance s'améliorent sous l'influence de la digitale.

L'époque à laquelle surviennent les névropathies est, avons-nous vu, essentiellement variable. C'est du reste une question dont l'appréciation est assurément difficile, car, durant longtemps, les lésions cardiaques peuvent évoluer anatomiquement sans donner naissance à aucun trouble fonctionnel qui attire l'attention du malade ou du médecin, et, de même la névrose pourra rester latente et n'être constatée que par hasard à l'occasion d'un accident morbide quelconque.

Cependant, il semble bien que, dans les cas où il s'agit de réveils de névroses, les troubles nerveux soient plus précoces, apparaissent à une époque rapprochée du début clinique de la lésion cardiaque, alors que pour les cas où la névrose dépend plus directement de la lésion cardiaque, elle survient surtout à la période de non compensation.

Une distinction paraît aussi nécessaire entre l'hystérie et la neurasthénie, l'hystérie survenant plus rapidement que la neurasthénie, sans cependant qu'il soit possible d'établir une règle uniforme.

A un point de vue plus général, l'on peut dire que les

névropathies cardiaques sont des complications plutôt précoces, évoluant l'une l'autre sans s'influencer, ou au contraire agissant d'une façon évidente l'une sur l'autre.

Les observations citées montrent, avons-nous dit, la fréquence des troubles nerveux d'origine cardiaque ; ils ne suffisent pas à établir la fréquence comparée de chacune des névroses. D'une façon générale, sans doute l'hystérie, les troubles psychiques paraissent prédominer, mais cela tient à ce que l'attention n'a pas été suffisamment attirée sur les troubles neurasthéniques.

Cette fréquence s'explique d'autre part suffisamment par l'âge auquel se développent plus particulièrement les lésions cardiaques et les accidents nerveux. Nous avons vu, en effet, qu'il s'agissait le plus souvent de jeunes gens ou de jeunes filles (obs. de rétrécissement mitral) ou d'hommes et de femmes adultes ; les observations se rapportant à des personnes âgées sont rares et elles ont trait, semble-t-il, surtout à des troubles de nature psychique, contrairement aux modalités motrices ou sensitivo-sensorielles de l'hystérie ou de la neurasthénie, apanage des jeunes.

Le sexe joue-t-il un rôle prédisposant important? Les avis restent encore partagés. Pour Giraudeau, les manifestations nerveuses seraient plus fréquentes chez les hommes jeunes. Armaingaud, de son côté, ne s'est guère occupé que de l'hystérie cardiaque chez l'homme.

De l'avis de M. Potain, et d'après les documents que nous avons pu réunir, il faut convenir que la fréquence est égale pour les deux sexes et que même la femme accuse encore sa prédisposition plus marquée aux diverses manifestations de la névropathie.

Cette discussion montre suffisamment que les maladies du cœur jouent à l'égard des névroses le rôle d'agent provocateur ; mais dans quel ordre étiologique convient-il de ranger les cardiopathies à l'égard des névroses ? Jouent-elles exclusivement le rôle de causes déterminantes; agissent-elles plutôt à titre de causes prédisposantes ou occasionnelles? Autrement dit, la cardiopathie crée-t-elle la névrose, ou favorise-t-elle son apparition?

A envisager simplement les faits, sans risquer une interprétation trop audacieuse, qui touche à la grande question de l'hystérie une et indivisible et des hystéries symptomatiques, il semble que la cardiopathie joue alternativement, selon les circonstances, le rôle de condition déterminante ou purement prédisposante et occasionnelle.

Parmi les faits que nous avons cités, il en est où la cardiopathie agit sur un système nerveux, héréditairement troublé dans son fonctionnement ou rendu plus vulnérable par l'antécédence personnelle de l'individu atteint; il en est, où elle paraît, en l'absence de toute tare nerveuse héréditaire ou personnelle, créer de toutes pièces la névrose.

Cette façon d'envisager les relations des cardiopathies avec les névroses n'exclut pas assurément d'autres conditions étiologiques qui peuvent survenir et déterminer l'apparition même des troubles nerveux restés latents. Le plus souvent une cause occasionnelle quelconque, une émotion vive (fait de Potain), un refus à un examen (obs. de Giraudeau) provoque l'apparition de la crise hystérique, dont le primum movens se trouve cependant dans la lésion organique du cœur.

La question de l'étiologie des névropathies cardiaques se rattache du reste à une question plus complexe encore : celle de leur pathogénie.

Faut-il, en effet, incriminer exclusivement l'auto-suggestion réalisée par les conditions morales ou physiques dans lesquelles se trouve un malade conscient de la gravité de la maladie de cœur dont il est atteint ; ou bien avec Debove, Achard, Grasset et d'autres auteurs, l'auto-suggestion ne suffit-elle pas, et convient-il de recourir aux autres hypothèses successivement édifiées en vue de résoudre ce problème ; nous n'oserions certes conclure, n'ayant pas pour le faire une autorité suffisante.

Que la question soit difficile à élucider, on ne peut s'en étonner lorsqu'on sait jusqu'à quel point on est mal fixé encore sur les conditions déterminantes des petits accidents nerveux d'origine cardiaque. On a, pour eux, invoqué tour à tour l'ischémie et la stase, dont les effets sont, comme on le sait, souvent les mêmes ; on a cru par exemple pendant longtemps que pour l'insuffisance aortique par exemple la rentrée brusque du sang dans le ventricule déterminait un abaissement de tension périphérique capable d'expliquer les troubles à distance. Le professeur Potain a montré que cet abaissement de tension n'existait en réalité pas, mais qu'il s'agissait bien plutôt de troubles survenant dans le système vasculaire

périphérique. Or, qu'il s'agisse en pareil cas de phénomènes ischémiques, on n'en peut guère douter lorsqu'on voit certains malades présenter des accidents vertigineux quand ils sont debout, ou n'en ressentir aucun
dans la position horizontale, alors que, par contre, on
voit d'autres malades délirer lorsqu'ils sont au lit et
revenir complètement à eux quand ils tentent de s'asseoir
ou de se lever.

Pour les névropathies cardiaques, la théorie de l'anémie vasculaire et surtout de l'anémie cérébrale, la théorie
de la congestion généralisée ou de la congestion cérébrale ont été invoquées. Toutes deux présentent assurément une part de vérité, mais ne peuvent s'appliquer in-
différemment à tous les cas.

Mécaniquement ou par l'intermédiaire du système
nerveux, la lésion cardiaque détermine des troubles circulatoires variables, se traduisant par de l'anémie cérébrale, par les lésions aortiques, par de la congestion
pour les lésions mitrales; pour cette raison, les aortiques
dorment mieux couchés et éprouvent moins de troubles
dans la position horizontale alors que par contre les
mitraux dorment mieux assis.

Ces hypothèses vraies, pour le cas où, en dehors de tout
antécédent toxique, infectieux, la maladie du cœur paraît
déterminer par elle-même les troubles nerveux, s'appli-
quent aussi bien à l'hystérie, à la neurasthénie qu'à l'épilepsie ou à la folie.

Pour Rosin (*Riforma medica*, 1893), les lésions vasculaires ou les troubles de circulation sont les principales
conditions pathogéniques de l'épilepsie cardiaque.

Gowers admet de son côté une nutrition cérébrale dégradée due à une vascularisation insuffisante. Little fait jouer un grand rôle à la congestion cérébrale dans les désordres psychiques survenant à une période avancée de la maladie de cœur.

Pour Lemoinne c'est la congestion cérébrale qui provoque les attaques, et règle leur gravité. La lésion cardiaque (lésion mitrale), cause originelle, n'agit que par l'intermédiaire de la congestion qu'elle provoque. Une lésion aortique agissant dans un sens tout opposé, peut avoir le même résultat ; l'anémie est alors en jeu. Qu'il y ait excès de sang dans les capillaires de l'encéphale ou qu'il y ait anémie profonde, les éléments nerveux souffrent également dans leur nutrition et manifestent leurs souffrances en agissant de la même manière dans les deux cas.

Ball admet aussi comme conditions indispensables ces troubles circulatoires. Mais il attribue une importance grande à l'angoisse déterminée par la maladie de cœur et à l'ébranlement nerveux qu'entraîne cette angoisse.

Peut-être, il est vrai, faut-il ajouter que si ces troubles vasculaires entraînent facilement des troubles cérétraux, c'est que les éléments nerveux sont devenus plus sensibles.

Il faut donc accorder à côté des troubles vasculaires qui se rencontrent dans toutes ces névroses et jouent dans leurs diverses manifestations un rôle important, une place importante à l'influence psychique, favorisée par l'hérédité ou le surmenage moral auquel se trouve soumis le malade porteur d'une lésion cardiaque.

Une idée triste, une crainte incessamment présente à

l'esprit qu'elle assiège et tourmente, sorte de corps étranger de la conscience comme on l'a dit, telle est à coup sûr la cause la plus fréquente de l'épuisement nerveux, réalisant pour la neurasthénie comme pour l'hystérie une condition psychique importante.

Il y a plus, et sans doute convient-il de tenir compte encore des maladies infectieuses qui peuvent avoir déterminé la maladie du cœur, rhumatisme articulaire, fièvre typhoïde, scarlatine, etc., toutes capables à elles seules de provoquer l'apparition des névroses ; de même il y a lieu de tenir compte de certains symptômes ou de certaines complications cardiaques.

Les douleurs, bien que ce ne soit pas le plus souvent en tant qu'affections douloureuses que les affections du cœur retentissent sur le système nerveux, sont parfois cependant assez pénibles ; l'insomnie, les palpitations, les troubles de fonctionnement de l'estomac, du rein, du foie peuvent à des degrés divers jouer un rôle important.

Les troubles dyspeptiques des mitraux, les troubles gastralgiques des aortiques, la stéatose hépatique ou la néphrite cardiaque peuvent influer aussi sur le système nerveux d'une façon très appréciable ; on connaît leur importance étiologique à l'égard des névroses en dehors de toute cardiopathie.

Certaines intoxications, alcoolisme, morphinomanie, excès de digitale, méritent aussi d'être citées.

L'abus de la médication peut être, en effet, considéré comme cause de ces complications nerveuses. Le Dr Durozies a attiré l'attention sur les méfaits de la digitale. Le professeur Potain a cité de nombreux faits du même genre. Un de ces faits, rapporté dans la clinique médicale de la Charité, a trait à une malade entrée dans son service en l'année 1888, et qui présentait un délire violent avec tendance au suicide. Cette malade avait une lésion cardiaque bien compensée, l'état de son cœur, de son pouls, ne présentait rien d'alarmant. Certains indices firent penser à l'intoxication digitalique, et en effet la suppression du médicament amena la disparition de tous les symptômes vésaniques. Or la malade avoua qu'elle avait fait abus de la digitale.

La chlorose peut intervenir, surtout dans le cas de rétrécissement mitral prédisposer à l'éclosion des accidents nerveux.

Ajoutons que pour le rétrécissement mitral, par exemple, réserve faite de toute question pathogénique, Teissier, Giraudeau ont montré que les personnes atteintes de la variété de sténose mitrale pure sont en général des débiles congénitaux, des lymphatiques, des pseudo-chlorotiques (Teissier), êtres chétifs ou malingres, chez lesquels le système nerveux peut parfaitement participer à la malformation héréditaire.

Quoi qu'il en soit de ces conditions multiples, il convient de retenir, à côté de l'hérédité, le rôle de l'influence psychique, ou du trouble de circulation. Mais comment agissent à leur tour ces conditions? Quelle est la modification de nutrition qui en est la conséquence? Il est présentement impossible de faire à ce sujet autre chose que des hypothèses.

CHAPITRE V

Diagnostic. Pronostic et traitement.

Le *diagnostic* des névropathies cardiaques est souvent
fort difficile. L'insidiosité même des symptômes de la
lésion valvulaire, ou de la névrose, dont le malade peut
n'avoir nulle conscience, est une des principales
raisons de cette difficulté et il est parfois impossible de
savoir laquelle de ces manifestations cliniques a été antérieure à l'autre.

Une autre raison tient à ce que si les manifestations
nerveuses sont fréquentes au cours des lésions valvulaires, les troubles fonctionnels cardiaques sont cons-
tants au cours des névroses, qu'il s'agisse d'hystérie, de
neurasthénie ou d'épilepsie et d'aliénation cardiaque. La
tachycardie, les palpitations, les douleurs précordiales,
les arythmies, les angines de poitrine se rencontrent dans
chacune de ces névroses.

Le diagnostic est toutefois possible lorsqu'on y apporte
une certaine attention est lorsqu'on a soin d'interroger
le malade.

Pour éviter toute erreur, il conviendra de tenir compte
non seulement des commémoratifs, de l'existence des
stigmates, des conditions provocatrices de la crise nerveuse, des troubles de sensibilité tout particulièrement,

et aussi de l'état du cœur ou du pouls, de l'absence de lésions pulmonaires, de troubles circulatoires importants. Ainsi se pourront reconnaître la dyspnée hystérique d'avec la dyspnée cardiaque, le pseudo-angor d'avec l'angor vrai, etc.

On ne connaît pas du reste de faits de lésions cardiaques consécutives aux névroses et il est difficile d'admettre comme telles, les observations rapportées par le professeur Picot de Bordeaux de rétrécissement mitral passager et curable au cours des crises d'hystérie.

Enfin les rapports si étroits signalés entre l'aggravation des troubles circulatoires et l'apparition des symptômes nerveux seront un élément important de diagnostic.

En ce qui regarde la folie cardiaque, Ball attribue une grande importance à la marche rémittente du délire, à sa coïncidence avec des troubles manifestes du cœur, à l'angoisse précordiale qui accompagne et surtout précède l'explosion du délire.

Il conviendra en dernier lieu de distinguer les cas où il s'agit d'association fortuite d'avec ceux où il existe une relation étiologique étroite, les cas où la névrose aura été réveillée par la cardiopathie de ceux où elle aura été déterminée par cette dernière. Ce point résolu permettra de mieux établir les conséquences pronostiques qui peuvent en résulter.

L'importance de ces associations au point de vue *pronostic* est de tout premier ordre. Il importe tout d'abord de savoir si des troubles nouveaux survenus dans le cours d'une affection cardiaque sont le fait d'une aggravation de la lésion organique, ou la conséquence de troubles nerveux transitoires et purement dynamiques (Potain). Il convient, d'autre part, d'apprécier quelles influences peuvent avoir les névroses sur les maladies du cœur, et les maladies du cœur sur les névroses.

L'influence des névropathies sur le cœur est nulle, dit Huc; cette opinion nous paraît un peu trop absolue; les préoccupations morales, le surmenage moral, l'addition de symptômes pénibles, tels que la douleur angoissante de l'angine ou la dyspnée, peuvent assurément retentir d'une façon relativement sérieuse sur l'organisme du malade, provoquer de l'insomnie, ou une fatigue générale, qui pourront favoriser les progrès de la lésion du cœur.

En pareil cas la névrose ajoute à la maladie du cœur une série de symptômes qui lorsqu'ils existent constituent pour le malade des phénomènes essentiellement pénibles.

Quant à l'influence des cardiopathies sur la névrose, elle serait, de l'avis de Huc, également nulle, et là encore nous ne pouvons partager absolument cette opinion.

Si la maladie du cœur a pu réveiller en tant que maladie du cœur la névrose héréditaire, elle peut assurément l'entretenir pour ainsi dire. Les faits de Giraudeau, de Lemoinne, de Ball le prouvent suffisamment; la crise nerveuse survient alors que la maladie du cœur s'accentue, pour s'améliorer en même temps qu'elle.

Peut-être peut-on dire que certaines névroses en rapport direct avec la maladie du cœur qui les a créées sont moins graves que d'autres, et c'est ainsi que la folie cardiaque comporte plutôt un pronostic favorable, car elle est facile à modifier par le traitement, que l'épilepsie cardiaque est moins grave que l'épilepsie essentielle, que l'hystérie et la neurasthénie cardiaques, réduites le plus souvent à l'état de modalités locales, sont moins graves que l'hystérie et la neurasthénie héréditaires. Mais à n'envisager que la folie cardiaque il convient de remarquer avec Ball que la répétition, la rechute si facile des troubles cérébraux peut aboutir à la démence.

Il convient donc de réserver sinon le pronostic immédiat, au moins le pronostic éloigné des malades atteints de névropathies cardiaques.

La subordination même des accidents nerveux aux troubles circulatoires, ou à l'influence psychique conséquence de la maladie du cœur, entraîne à vrai dire des *indications thérapeutiques* importantes.

Lorsqu'il s'agira d'hystériques ou de neurasthéniques avérés chez lesquels les accidents nerveux se manifestent avec leurs stigmates habituels bien avant les symptômes cardiaques, les accidents se calmeront par le repos, et les quelques médications applicables au traitement de la névrose isolée; il sera inutile de faire intervenir la médication cardiaque.

Mais lorsque les accidents nerveux seront en rapport étroit avec l'évolution de la maladie du cœur, il conviendra de s'adresser tout d'abord à la médication cardiaque. C'est alors que la digitale associée ou non à la morphine aura une influence des plus marquées sur les accidents nerveux. Les observations de Lemoinne, de Ball, de Lépine en font foi.

Il reste entendu que si la lésion cardiaque est bien tolérée, l'hydrothérapie sous forme de lotions ou d'applications froides rendra de grands services dans le traitement de la névrose. D'autre part, l'exercice corporel prescrit d'une manière méthodique et graduelle sous forme de cure de terrain par exemple, la médication antispasmodique et le repos, la distraction devront être utilisés selon les indications.

CONCLUSIONS

I. — Les cardiopathies valvulaires simples ou complexes combinées parfois à d'autres causes, peuvent s'accompagner, à diverses périodes de leur évolution, de troubles nerveux ressortissant à l'hystérie, la neurasthénie, l'épilepsie, la folie.

II. — Les cardiopathies agissent tour à tour à titre de causes occasionnelles, prédisposantes ou déterminantes.

Elles sont occasionnelles quand elles agissent sur un terrain déjà préparé par l'hérédité (cas de réveils de névroses) ; elles sont prédisposantes lorsqu'elles entrent pour une part seulement dans l'étiologie ; elles sont déterminantes lorsqu'elles créent la névrose de toutes pièces.

III. — Le tableau clinique des névropathies cardiaques est comparable à celui des névropathies héréditaires. Il revêt parfois des allures spéciales commandées par la lésion cardiaque (pseudo-angor, dyspnée, tachycardie, délire systématisé rémittent, épilepsie, etc.).

IV. — L'influence psychique, les troubles de circulation périphérique et cérébrale, qu'ils soient d'origine mécanique ou réflexe, jouent le rôle pathogénique prédominant.

V. — Ces données entraînent, au point de vue pronostic et thérapeutique, des conséquences importantes.

BIBLIOGRAPHIE

Albot. — *Angine de poitrine hystérique chez les cardiaques.* Thèse de Paris, 1890.

Armaingaud. — Relation phatogénique entre les maladies du cœur et l'hystérie chez l'homme. *Soc. méd. et chir. de Bordeaux.* 1878.

Axenfeld, Huchard. — *Traité des névroses.*

Beau. — *Traité expérimental et clinique d'auscultation.* Paris, 1865, p. 333.

Ball. — De la folie cardiaque. *Médecine moderne,* 10 juillet 1890, p. 557.

Barié (Ernest). — La vraie et les pseudo-insuffisances aortiques. *Arch. génér. de méd.,* mars 1896.

— L'insuffisance aortique fonctionnelle. *Semaine médicale,* juin 1896, p. 247.

Bennet. — Relation of heart diseases to insanity. *Transactions of medical Society of Pensylvania.* Philadelphie, 1884, p. 103.

Blind. — *Le rétrécissement mitral des artérioscléreux.* Thèse Paris, 1894.

Bradford John Rose. — The pulmonaire circulation. *The Journal of physiol.,* 1894, p. 34.

Charcelay. — *Recueil d'observations sur l'insuffisance des valvules sigmoïdes aortiques.* Thèse Paris, 1836.

— Maladies du cœur, hypocondrie. *Ann. médic.-psych.,* 1834, p. 262.

Corvisart. — *Essai sur les maladies du cœur,* 1836, p. 127.

Da Costa. — On fonctionnal valv. disord of the heart. *Amer. Journ. of med. sc.,* jully 1869.

Cuffer. — *Des causes qui peuvent modifier les bruits du souffle intra ou extra-cardiaques.* Paris, 1877.

Prince Morton. — The occurrence and mechanism of physiological heart's murmurs in healthy individuals. *New-York med. Records,* april 20, 1889.

Fraentzel (Oscar). — *Vorlesungen über den krankh. des Herzen.* Berlin 1891, t. II, p. 76.

Hilton Fagge. — *Reinolds syst. of med.* London, 1877, t. III.

Paul (G.). — Sur le bruit de souffle anémospasmodique de l'artère pulmonaire. *Mém. de la Soc, des hôp.*, p. 73.

— *Nouveau procédé clinique de mensuration du cœur.* Paris, 1879.

— Du bruit du souffle inorganique ou anémospasmodique. *Bullet. gén. de thérapeutique*, Paris, 1878, t. VII, p. 1182.

Potain. — Leçons sur les palpitations. *Sem. médic.*, 1894.

— *Dictionnaire encyclopédique des sciences médicales*, 1876.

— *Clinique médicale de la Charité*, 1894.

— Affections cardiaques en rapport avec les névralgies du membre supérieur. *Congrès de la Rochelle*, 1882, p. 834.

Lemoine. — Épilepsie cardiaque. *Rev. de méd.*, 1887, p. 365.

Fauconneau. — *De la folie cardiaque, ou des troubles psychiques consécutifs aux maladies du cœur.* Thèse Paris, 1890.

Davy. — A case of melancolia cœxistent with aneurism of the arch of the aorta. *Southern clinic. of Richmond*, 1883, p. 169-173.

Littré. — *Dictionnaire en 30 volumes*, article Cœur, 1834.

Weiss. — Ueber accident diast Herzgerauchs. *Wien. med. Wochenschr.*, n° 6, 1880.

Renaut. — La circulation pulmonaire dans le rétrécissement mitral. *Province médicale*, décembre 1886.

Pierret. — *Leçons professées à la Faculté de médecine de Lyon*, 1884 à 1885.

Raynaud. — Art. Cœur du *Dictionnaire de méd. et chirg. prat.*

Wilkowski. — Des affections cardiaques chez les aliénés. *Ann. méd.-psych.*, 1878, p. 113.

Hirtz. — *De quelques manifestations cérébrales dans les affections cardiaques.* Thèse de Paris, 1878.

Duriez. — *Troubles cérébraux dans les maladies du cœur.* Thèse de Paris, 1879.

Saucerotte. — Influence des maladies du cœur sur les fonctions intellectuelles et morales de l'homme. *Ann. méd.,-psych.*, 1884, t. IV, p. 173.

Faisans. — Tachycardie essentielle paroxystique. *Soc. méd. des hôpitaux*, 26 décembre 1890.

Mac Dowal. — Case of hysterical angina pectoris. *Edinb. med. Journ.*, 1881, p. 392.

Fouquet. — *Sur quelques spasmes d'origine hystérique.* Thèse Paris, 1880.

Parrot. — Anatomie pathologique du cœur. *Dictionn. encyclop. des sc. médic.*, t. XVIII, p. 423.

Talamon. — Épilepsie cardiaque et tachycardie. *Soc. méd. des hôpitaux*, 1891, p. 7.

S. Smith. — L'element nervoso nelle malattie del cruore. *Riform. med.*, 1894, t. III, p. 153.

Rumment Ferrannini. — Séméiologie et pathogénie des arythmies. *La Riforma medica*, décembre 1887.

Giraudeau. — Hystérie et affections cardiaques. *Sem. méd.*, 1895, n° 33, p. 279.

Determann. — Ueber Herzund Gefossneurosen. *Volkman's. Sammlung klinische Vorträge*, 1894, n°s 96-97.

Stoke Williams. — *Maladies du cœur et de l'aorte*, 1864.

Bouillaud. — *Clinique médicale de l'hôpital de la Charité*, 1836, t. II, p. 478.

F. Durand. — *Relations entre l'hystérie et le rhumatisme.* Thèse Paris, 1880.

E. Weilh. — *Des vertiges*, 1886.

Roulland. — Des folies dites cardiaques. *Poitou médical,* juillet 1890 p. 145.

Gilles de la Tourette. — *Traité de clinique et thérapeutique de l'hystérie.*

Nasra. — *Névroses post-infectieuses.* Thèse Paris, 1896.

Picot. — *Leçons de clinique médicale*, 1884.

Lancereaux. — Névrites du plexus cardiaque et de l'angine de poitrine liées à l'aortite en plaques ou aortite paludique. *Bull. Acad. méd.*, 17 juillet 1894.

Duroziez. — Pouls à 14, syncope, épilepsie. *Union méd.*, Paris, 1879, t. XXVIII, p. 448.

Leudet. — *Déterminer l'influence réelle des causes morales et mécaniques dans la production des maladies du cœur.* Thèse d'agrégat., 1853.

Magnan. — Troubles cardiaques dans l'épilepsie. *Soc. de biolog.*, 1877.

Schott. — Sull'etiologia de la cardiopatie crosuche. *La Riforma med.*, 1892, t. II, p. 443.

Nothnagel. — Senzazioni dolorose nelle malattie cardiaque. *La Riform. med.*, 1891, t. I, p, 441.

Oddo Constantin. — Mal de Corrigan, épilepsie organique d'origine cardiaque. *Marseille méd.*, 1890.

Klemperer. — Rapporti dell' epilessia con la malattie del cruore. *La Riforma med.*, t. IV, 1893, p. 775.

Rosin (H.). — Epilessia da cardiopati. *La Riform. med.*, 1893, t. IV, p. 312.

Huc. — *Maladies du cœur et névroses.* Thèse Paris, 1895.

Picot. — Rétrécissement mitral dans l'hystérie. *Semaine médic.*, 1895, p. 364.

Germain Sée. — Maladies du cœur. *Leçons cliniques*, 1893.

Durozies. — *Maladies du cœur*, 1892.

Kuesne. — Beiträge zur kenntniss der accidentellen Herz geräusch *Deutsch. Archv. f. klin. Med.*, t. XVI, p. 19.

Seeligmuller. — Ueber Herzchawäche. *Berlin kl. Woch.*, 1884 p. 661.

Tripier (R.). — Des déviations du rythme cardiaque associées à l'épilepsie et à la syncope. *Rev. de méd.*, janvier 1884; mars 1885; p. 79, 231, 944.

Lavevan et **Teissier.** — *Nouveaux éléments de pathologie médicale*, 1894.

Peter. — *Leçons de clinique médicale*, 1894.

Debove et **Achard.** — *Manuel de médecine.*

Rendu. — *Leçons de médecine médicale*, 1890.

Dieulafoy. — *Manuel de pathologie interne*, 1895.

Teissier. — Rétrécissement mitral et tuberculose. *Clinique de la Charité.*

Leudet. — *Rétrécissement tricuspidien.* Thèse doctorat, 1888.

Perdereau. — *Contribution à l'étude du rétrécissement mitral.* Thèse doctorat, 1896.

IMPRIMERIE LEMALE ET Cie, HAVRE

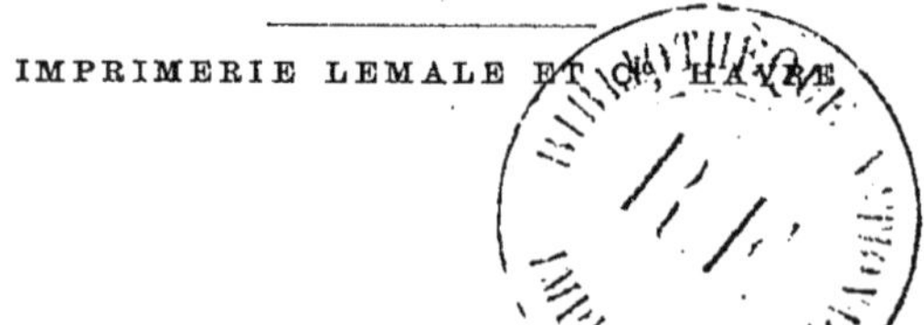

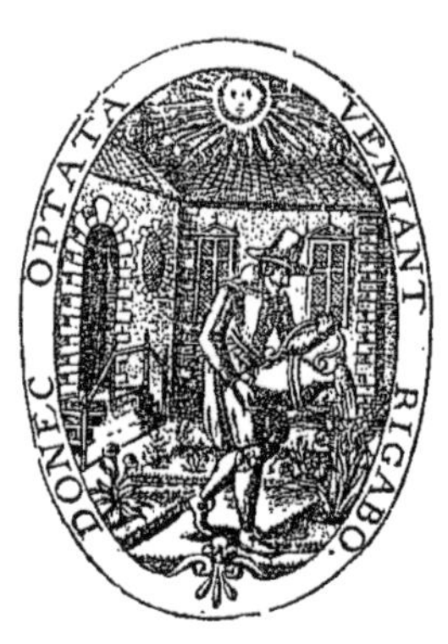

DONEC OPTATA VENIANT RIGABO.

www.ingramcontent.com/pod-product-compliance
Ingram Content Group UK Ltd.
Pitfield, Milton Keynes, MK11 3LW, UK
UKHW022243120726
13694UKWH00003B/949